JN012112

改訂**2**版

病気をもつ子どもと家族のための

# 「おうちで暮らす」ガイドブック

巻末資料
**病気をもつ子どもに読んであげたい！&
家族・きょうだいにおすすめBOOKリスト付き**

Q&A

「だいじょうぶ」が増える！
## 医療的ケア児との
## 生活のヒント

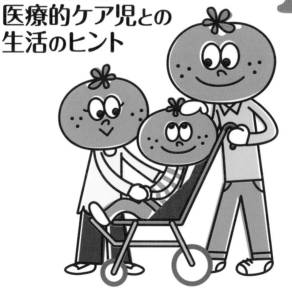

監 修
医療法人財団はるたか会 理事長
前田浩利

編 著
特定非営利活動法人みかんぐみ

特定非営利活動法人みかんぐみ理事・小児科医
岡野恵里香

杉並区立こども発達センター

MC メディカ出版

# はじめに
# 大丈夫だよを届けたい

この「おうちで暮らす」ガイドブックが世に出たのは2016年のこと。

その時点から比べると、医療的ケア児の保育園への受け入れや、特別支援学校のバス利用などずいぶん「おうちで暮らす」環境は改善されてきました。2021年には、各界の皆さんのご尽力により医療的ケア児支援法が施行され、全国各地で医療的ケア児、重症心身障害児を支える仕組みづくりが進められています。

一方で、病院から地域に戻ったばかりの重度障害児とそのご家族が抱える不安や孤立を解消する方策は、まだ道半ばと感じざるを得ません。

この本を企画したみかんぐみは、2018年にNPO法人化し、ピアサポート交流会や保護者の就労支援など新しい事業も展開しています。

おかげさまでこのガイドブックは増刷を重ね、個人はもとより病院や行政機関などにもひろくご利用いただいています。これまでの情勢変化を踏まえ、ここに改訂版をお届けできることは、たいへん嬉しく感じております。

改訂にあたっては、制度改正などによる修正にとどまらず、地域での暮らしに関わる項目を見直し、新たな項目を追加するなど、関係各所には多大なご協力をいただきましたこと、厚く御礼申し上げます。

それと同時に、お子さんとご家族が地域で安心して暮らしていけるように支える体制が、一日も早く整うことを願っております。

ひとりではなかなか解決できない問題も、地域に暮らす先輩やその仲間、また地元行政の力添えがあれば、解決の糸口がきっと見つかります。

この本のもとになった、杉並版小冊子の巻頭言（2015年）を再掲します。

誕生したわが子に病気があるとわかったとき
ある日突然の事故に遭ってしまったとき
ちょうど今のあなたのように、私たちも途方に暮れていました
二年、三年と経った今、私たちは一緒に頑張れる仲間を見つけ
わが子と毎日笑って過ごしています
できるなら、そのことをタイムマシンに乗って
あの日の途方に暮れている自分に伝えたいのです
あなたは過去の私たちです
未来から、大丈夫だよと伝えに来ました

この本が、お子さんとご家族の、楽しい暮らしをつくりだす一助になるなら、これ以上の喜びはありません。

特定非営利活動法人みかんぐみ 代表理事
村 一浩

# 監修のことば

　本書の初刊が発刊された2016年は、児童福祉法の改正によって医療的ケアが必要なことが「障害」であり、社会的支援の対象とされた節目の年でした。それから6年が経ち、医療的ケア児を取り巻く社会的状況は、大きく変わりつつあります。2022年6月の通常国会で、こども家庭庁設置法案および子ども家庭庁設置法の施行に伴う関係法律の整備に関する法律が成立し、2023年4月からこども家庭庁が発足します。これは、戦後初めてともいえる子どもに関わるさまざまな問題への総合的、かつ本格的な政治の取り組みといえます。

　こども家庭庁は、少子化や虐待、貧困といった子どもに関する課題に総合的に対応する新しい行政組織で、首相直属の機関として内閣府の外局に設置され、厚生労働省や内閣府が担ってきた子どもや子育てに関わる主な部署が移管され、各省庁より一段高い立場から、子ども政策を一元的に担うことになります。

　医療的ケア児に関しては、2021年に議員立法で、「医療的ケア児及びその家族に対する支援に関する法律」が成立しその支援は急速に進みつつありますが、その担当省庁は、厚生労働省からこども家庭庁に移行します。

　「医療的ケア児及びその家族に対する支援に関する法律」は、医療的ケア児の定義を明確にし、医療的ケア児を教育の場で受け入れることを地方自治体、学校の設置者の責務とし、インクルーシブ教育を重視し、医療的ケア児の学ぶ権利と、家族の意思を最大限尊重するべきとしています。また、医療的ケア児対応についての地域間格差を解消し、医療的ケア児本人のみならず、家族支援の必要性が述べられ、保護者の離職防止や人生における選択肢を増やすための支援の重要性が述べられています。さらに、18歳を超え、成人に達した医療的ケア児にも、支援が継続されるべきであると明記されています。そして、上記を具体的に実現するために、各都道府県に医療的ケア児支援センターの設置を義務付けています。これに従い、2022年は全国で医療的ケア児支援センターが次々と開設されています。

　これから、ますます医療的ケア児支援は充実してくるでしょう。しかし、医療的ケア児とご家族は、日々の生活の中でまだまださまざまなご苦労に直面することと思います。本書が、そのようなご家族の良き助けになることを心より願っています。

医療法人財団はるたか会 理事長

前田浩利

# 推薦のことば

　2021年6月11日、われわれが関連団体とともに実現に向けて努力し続けてきた念願の「医療的ケア児及びその家族に対する支援に関する法律」（以下、医療的ケア児支援法）が全会一致で成立しました。

　医療的ケア児支援法とは、医療的ケア児を育てる家族の負担を軽減し、医療的ケア児の健やかな成長と家族の離職防止を目指す法律です。医療的ケア児本人はもちろん、家族の負担にも着目しているところも大きなポイントになります。

　また、医療的ケア児を明確に定義した法律となり、これまで国や地方自治体の「努力義務」とされてきた医療的ケア児への支援が、「責務」に変わります。さらには、地方交付税として医療的ケア児支援のための予算が各自治体に配分されることで、地域によって格差のあった支援体制の是正が期待されます。

　これまでは、特別支援学校等に医療的ケア児が通えたとしても、親の付き添いを求められ、仕事を諦めざるを得ない保護者が多くいました。今回成立した法律により、各自治体は医療的ケア児が家族の付き添いなしで希望する施設に通えるように、看護師や痰の吸引等を行うことができる保育士、介護福祉士等の配置を行うこととなりました。

　さらには、都道府県ごとに「医療的ケア児支援センター」が設立され、医療的ケア児とその家族に困りごとがあった際には、ワンストップで対応できるようになります。これまでのように、担当が異なるために何度も役所を訪れることがなくなります。

　一方で、法律成立はあくまでもスタートにすぎません。今後は、各地方自治体が主導権をもってきちんと進めていく必要があります。早期に議論し、具体的な施策をどんどん実行に移していく自治体もあれば、そう熱心ではなく、なかなかエンジンがかからない自治体もあるのが現実でしょう。ですので、自分が住んでいる地域の役所や議会が医療的ケア児への支援についてしっかりと検討しているか、いち市民としてチェックする必要があります。

　われわれもこれまで培った障害児保育・支援の経験を活かして、自治体を全力でサポートします。ぜひ、この本が示す未来に向けて、皆さんで力を合わせて、一歩一歩進んでいきましょう。そして、共に社会を変えていきましょう。

フローレンスグループ 会長CEO
認定特定非営利活動法人フローレンス 会長
駒崎弘樹

# 「医療的ケア児支援法」で何が変わるのか
## ～成立までの道のりから見えること

　あれは忘れもしない2015年11月25日、冷たい雨が降る水曜日。私が事務局を務める「障害児保育園ヘレン」（東京都杉並区）に、野田聖子議員を始めとする与野党交えた国会議員と文科・厚労省の官僚の方々総勢14名が視察に来られました。2014年、この視察に先んじて荒井聰議員が単独で「障害児保育園ヘレン」の視察に来られ、医療的ケア児が通える保育園が皆無であること、ヘレンに通うため他区から1時間以上掛けて通っている園児が多数いる、というその実態に衝撃を受けることになります。その状況を打開すべく、医療的ケア児における現状の課題を知るために勉強会が開かれます。それが「医療的ケア児支援法案」成立の根幹を成した「永田町子ども未来会議」です。「永田町子ども未来会議」は与野党交えた国会議員のほかに、実務家肌の行政官、そして福祉の現場を知る経営者や医師が参加する会議体となります。2015年から制度の狭間に落ちた医療的ケア児の環境を変えるべく、議論と現場を知る勉強会が始まりました。

## 「医療的ケア児」という言葉が初めて法律用語に登場

　「永田町子ども未来会議」は、ヘレン視察後もさまざまな障害児福祉の現場から学び、実態を把握していきます。そして、2016年の児童福祉法改正において「医療的ケア児」※という言葉を法律用語にしました。これにより、社会全体で「医療的ケア児」という言葉、その存在が認知されるようになりました。

　しかし、福祉現場における環境はすぐに大きくは変わりませんでした。なぜなら、福祉事業者に支払われる報酬単価が全く増えなかったからです。福祉事業者がどんなにリスクを負って、医療的ケア児の預かりをしても、それに対するインセンティブがなければ、受け入れは進みません。結果、医療的ケア児が福祉を利用できる環境は限定的なままだったのです。

　そこで、「永田町子ども未来会議」は、この要因の1つとして「医療的ケア児を支えるセクションが、厚労省・文科省・総務省の3省にまたがっていることが大きい」と考えました。ちなみに、2016年に荒井議員が北海道庁や札幌市を往訪した際に、北海道の医療的ケア児の状況を質問したところ、国会議員の荒井議員ですら各部門をたらい回しにされたようです。そこで、「これらを改善するには法律が必要。法律には省庁を束ねる力がある」という結論に至り、「医療的ケア児及びその家族に対する支援に関する法律（医療的ケア児支援法）」成立に向けて全ては動き出しました。

※医療的ケア児とは、日常生活および社会生活を営むために恒常的に医療的ケア（人工呼吸器による呼吸管理、喀痰吸引その他の医療行為）を受けることが不可欠である児童。

## 法律ができたことで期待されること

　この法案が施行されたことで、省庁間での連携不足が是正され、地域の格差が改善されることが期待できます。専門の法律（＝医療的ケア児支援法）を作ることで、各自治体は予算の確保がしやすくなり、全国一律の制度で進めることができるようになります。また、各省庁（および地方自治体）が医療的ケア児を支援することが「責務」となり、例えば、看護師や介護士などを保育所や学校に配置することで医療的ケア児が適切なケアやサポートを受けられるようにすることに対して、強制力が働くことになります。

　ただし、これらは地方自治体が主体となって進める事業であり、国がどんなに良い法律を作っても、最終的には地方自治体がどう判断してどう動くかが大きいのです。それゆえ、地方議会で積極的に発議・提言をして首長を動かす必要があります。

　「障害児保育園ヘレン」を超党派の国会議員たちが視察したあの日をきっかけに、医療的ケア児支援法は誕生しました。私が感じた「社会が大きく変わるチャンス」は着実に実を結んでいます。ただ、「行政任せ」では意味はありません。ここから、いち市民であるわれわれが具体的に行動する番になります。大きなバトンを受け取った今、少しずつでも医療的ケア児支援のために前進できればと思います。

認定特定非営利活動法人フローレンス・障害児保育園ヘレン事務局
森下倫朗

### 法施行後に期待されること

・各省庁および地方自治体は、医療的ケア児への支援に「責務」を負うことになる。責務規定とは、これまでの「努力義務」より強制力が働くもの。

・各自治体に地方交付税として予算が配分される予定。各自治体が予算を持ち、強制力のある中で医療的ケア児を支援する事業を進めていくことで、これまで地域によってばらつきのあった支援体制の格差是正が期待される。

・各自治体、保育所、学校（幼稚園、小学校、中学校、義務教育学校、高等学校、中等教育学校及び特別支援学校）等での医療的ケア児の受け入れに向けて支援体制が拡充される。

・都道府県ごとに「医療的ケア児支援センター」を設立することが義務付けられ、医療的ケア児とその家族に困りごとがあった際には、ワンストップで対応できるようになる。

【課題】　地方自治体が主体となって進める事業となるため、最終的な判断は、自治体に委ねられている。きちんと自治体で支援制度を整備していくためには、地方議会で活発に議論を重ねていく必要がある。

# CONTENTS

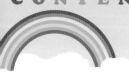

## 🪑 1. おうちで暮らすための不安解消 Q&A

## 🚐 2. 退院後の安全を支える医療との関わり Q&A

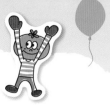

## 3. 子どもと家族の安心な生活を整える Q&A

目安の時期 乳 乳児　幼 幼児　学 学童

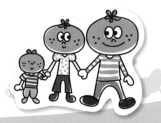

# CONTENTS

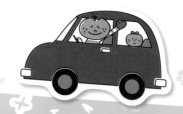

# 🎎 6. 療育と発達の気になること Q & A

# 📖 7. 教育と将来の気になること Q & A

目安の時期 乳 乳児　幼 幼児　学 学童

# CONTENTS

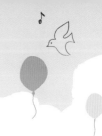

## ♥ 8. 安全に暮らすための工夫 Q&A

目安の時期　乳 乳児　幼 幼児　学 学童

# 執筆者・企画・取材協力者一覧

● 監 修 者

**前田浩利**（まえだ・ひろとし）　医療法人財団はるたか会 理事長

● 執 筆 者 （五十音順）

- **有馬桃子**（ありま・ももこ）　きょうだい児と家族の応援団にじいろもびーる 代表
- **飯田佳子**（いいだ・よしこ）　マザー・サポート・ネットワーク代表・公認心理士
- **石塚ひろみ**（いしづか・ひろみ）　オウル歯科 院長
- **内多勝康**（うちだ・かつやす）　国立成育医療研究センターもみじの家 ハウスマネージャー
- **岡野恵里香**（おかの・えりか）　特定非営利活動法人みかんぐみ理事・小児科医
- **角松千恵子**（かくまつ・ちえこ）　日本調剤株式会社在宅医療部 薬剤師
- **勝盛　宏**（かつもり・ひろし）　社会医療法人河北医療財団河北総合病院小児科 部長
- **河本眞由美**（かわもと・まゆみ）　特定非営利活動法人三日月うららか 施設長
- **菊本　純**（きくもと・じゅん）　横浜市立中村特別支援学校 校長
- **下田一紀**（しもだ・かずのり）　杉並障害者自立生活支援センターすだち 管理者
- **杉並区役所保健福祉部障害者施策課**
- **杉並保健所 高井戸保健センター**
- **田添敦孝**（たぞえ・のぶゆき）　元東京都立光明特別支援学校 校長・(株)スペースなるICTサポーター
- **塚田薫代**（つかだ・しげよ）　医学司書（元静岡県立こども病院図書室）
- **東京都教育庁**
- **東京都福祉保健局**
- **早野節子**（はやの・せつこ）　特定非営利活動法人かすみ草 理事長
- **訪問看護ステーション HUG**
- **松井　晃**（まつい・あきら）　KIDS CE ADVISORY 代表
  神奈川県立こども医療センター新生児科（非常勤）
- **森下倫朗**（もりした・みちろう）　認定特定非営利活動法人フローレンス・
  障害児保育園ヘレン事務局

● 企画・協力 （五十音順）

- **特定非営利活動法人みかんぐみ**
- **杉並区立こども発達センター**
- **望月太敦**（もちづき・たつる）　杉並区立重症心身障害児通所施設わかば 園長

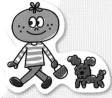

13

# 本書の読みかた

　本書は、重い障害を持つ、また医療的ケアが必要な子どもたちが地域での生活をスタートするときに、ケアにあたるご家族が「どうすればよいの?」と疑問に思われる質問をピックアップして構成しています。

　回答にあたっては、おもに東京都杉並区を中心に活動する特定非営利活動法人「みかんぐみ」(https://mikangumi.com/)に所属するご家族や、地域で支援に当たられているさまざまな専門職のみなさまの声を中心に構成しましたが、杉並区在住以外のご家族や専門家にもご協力いただきました。

　制度などは2022年10月時点での杉並区や東京都を中心としたご紹介となっています。「医療的ケア児及びその家族に対する支援に関する法律」が施行されて、これからますます各市区町村独自の取り組みが進むと思います。

　自治体ごとに、福祉サービス、教育などの制度や方針には相違がありますので、サービスなどの実際の利用にあたっては、読者の皆さま自身でお住まいの自治体に確認・問い合わせをしていただきますようお願いします。

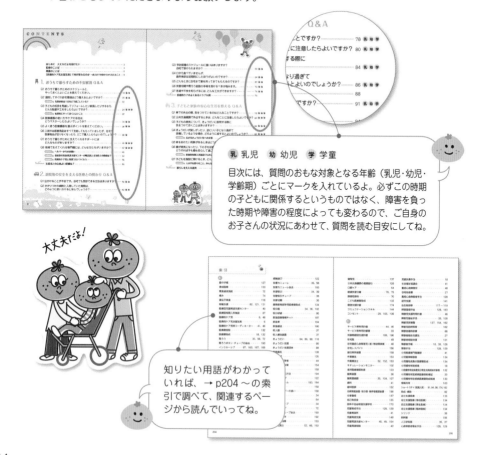

乳 乳児　幼 幼児　学 学童

目次には、質問のおもな対象となる年齢(乳児・幼児・学齢期)ごとにマークを入れているよ。必ずこの時期の子どもに関係するというものではなく、障害を負った時期や障害の程度によっても変わるので、ご自身のお子さんの状況にあわせて、質問を読む目安にしてね。

知りたい用語がわかっていれば、→ p204 ～の索引で調べて、関連するページから読んでいってね。

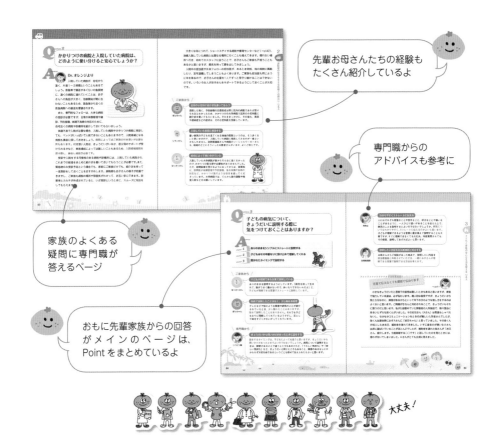

本書は、いろいろなご家族に読んでいただきたいと思って作った本です。

・お腹にいる赤ちゃんに病気が判明して途方に暮れているご家族
・病気がわかって、いまだ治療方針を決めかねているご家族
・ご家族も体が弱かったり、経済的問題で困っているご家族
・周りに助けを求めるのが苦手なご家族
・退院に向けて進んでいるご家族
・すでにおうち生活を開始しているご家族

　もし、この本を読んでいて、つらくなってしまうことがあれば、無理せず、一度閉じてください。はじめから読むのではなく、気になる項目だけ読むのでもよいです。あまり先のことを知るのが怖いときには、将来のページは、まだ開かなくてよいかもしれません。一人で抱え込まずに、誰かに相談しようと思えるきっかけになればそれでいいのです。

岡野恵里香

# おうちで暮らすための
# 不安解消 Q&A

## おうちで暮らすためのスケジュールと、
## やっておくとよいことを教えてください。

**Answer**

### Dr. オレンジより

入院中、病院の先生や看護師さんから、「ご家族が医療的ケアをマスターして退院する」という選択肢を提案されたら、本当におうちに連れて帰って大丈夫なのか、とても不安になりますよね。まずは、ご家族とお子さんが「おうちに帰りたい」という気持ちがあるのかどうかが大事です。

退院するメリットは、病院では味わえない家族の日常を経験することで、障害のある子も発達が伸びることです。積極的治療をせずにお看取りをするケースもありますが、退院を目指すかどうかによって、手術をするのかしないのか

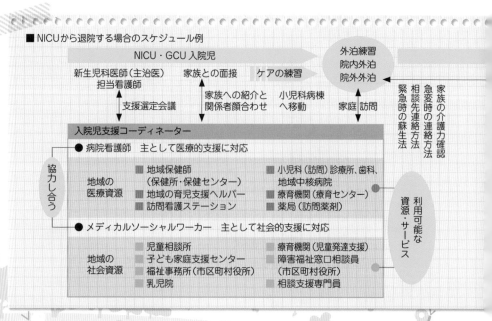

■NICUから退院する場合のスケジュール例

など、治療方針が決まることもあります。少しずつ退院準備を進める中で、ご家族の気持ちに変化が出てきたり、お子さんの状態が変わってくることもあるので、その都度、医療者と相談していきましょう。

### 入院中に外泊体験を

退院前には、病院内で長時間面会や家族のお泊まり体験をしてみましょう。新生児集中治療室（NICU）から退院する際のスケジュール例を下に示します。試験外泊もよいでしょう。NICU に入院している場合には小児科病棟に移るかどうかも、相談しましょう。NICU は一度退院すると、感染防止のため、基本的には再入院できません。自宅から遠方の病院に入院している場合には、退院後のことを考えて、自宅近くの病院に転院するほうがよい場合もあります。

退院後、状態悪化時に自宅近くの病院を受診する可能性がある場合には、事前に家族だけでもその病院を受診をしておくと、スムーズな対応ができます。

### トラブル時対応の練習

緊急時の対応法、連絡先は必ず確認します。医療的ケアを学ぶ際に、トラブルが起こった際の対応を練習していきましょう。

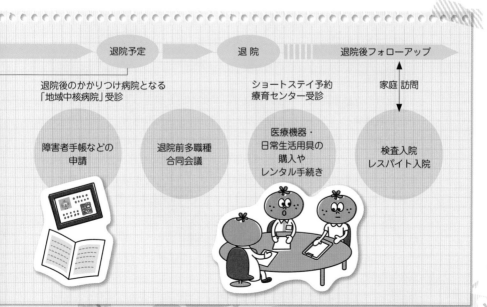

退院予定 → 退院 → 退院後フォローアップ

退院後のかかりつけ病院となる「地域中核病院」受診

ショートステイ予約療育センター受診

家庭訪問

障害者手帳などの申請

退院前多職種合同会議

医療機器・日常生活用具の購入やレンタル手続き

検査入院レスパイト入院

## 地域のサポートの確認

　おうちでの生活は、始めてみないとわからないことが沢山あります。そんなとき、日常の生活を見てくれる訪問看護師さんは、とても頼りになる存在ですし、ほかにも地域にはサポートしてくれる専門職がいたり、場所があったりしますので、入院中からメディカルソーシャルワーカー（ＭＳＷ）に聞いてみるなど確認してみましょう。特に以下の確認が重要です。

・家族の中でのサポート体制の確認（きょうだいがいる場合は、きょうだいのサポート体制を整える必要があります）
・地域でのサポートメンバー・体制の確認：地域中核病院、訪問看護ステーション、訪問診療、訪問介護、訪問薬剤管理指導、かかりつけ小児科医院、保健師、発達センター、療育センターなど

　おうちで医療的ケアを行うために必要な機器を決めたり、購入やレンタルをするために必要な手続きも入院中に行っておきます。

## 制度利用の申請手続き

　申請できる状況であれば、小児慢性特定疾患や障害者手帳、医療費助成、児童扶養手当などを申請しましょう。手帳をもらうことに戸惑いがあるかもしれません。でも、手帳を持つことで受けられるサービスがあり、それがお子さんの可能性と選択の幅を広げると考えましょう。（→ p126 〜）

## 移動手段

　退院時の移動手段は、今後の外来受診や外出時も想定して考えましょう。吸引器や酸素などいろいろな医療機器が必要なお子さんの場合、かなりの荷物量になります。入院中に実際のベビーカーやチャイルドシートに乗る練習をしましょう。お子さんの体の大きさや障害によって、一般のベビーカーで大丈夫か、専用バギーを作成するかは早めに検討します。バギーの作成で助成を受ける場合は、障害者手帳（肢体不自由）の取得が必要で、作成にも時間がかかります。

　お子さんが入院中に、運転免許を取得したり、ペーパードライバー講習に通ったり、自家用車を購入するご家族もいます。福祉車両への乗り換えの必要性についても検討しましょう（→ p180）。ただ、運転ができない、自家用車がない場合でも、公共交通機関、一般タクシー、福祉タクシーなどを利用すれば、外出可能です（→ p80 〜 83）。緊急時には、救急車で病院搬送となります。

## やっておけばよかった！

デコポンさん

### 手帳や補助、申請のタイミングがわからず困った

入院していた病院には医療ソーシャルワーカー（MSW）がいなくて、申請できる手帳や補助、また申請のタイミングが全然わからなかったので困りました。その時々で、必要なことは主治医が教えてくれたのですが、先の見通しが立たず、また突発的な事態に対応できなくて不安でした。

バレンシアさん

### 試験外泊をしておけばよかった

退院後、子どもがほぼ1日中泣き続けていて、こういったことが起こる可能性があることを聞いておけばよかったと思いました。入院中は、よく寝てあまり手がかからなかったので、試験外泊をしなかったのです。退院前に一緒に過ごす時間をもっておけばよかったと思いました。

シークワさん

### 訪問看護の手続きをしておけばよかった

訪問看護は不要だと思っていたのですが、すぐに手続きしておけばよかったです。療育センターに通い始めるまでは親同士のつながりが薄いため、情報の入手先は保健師さんか区役所、しかもこちらから能動的に動かないと情報を入手できません。退院後の大変なときには、それはとても難しいです。訪問看護師さんは豊富な経験から、必要なケア、便利なサービスや施設、ケアに役立つ便利グッズなど、さまざまな情報を教えてくれるので、早めに利用開始ができることをおすすめします。

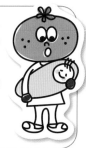

はっさくさん

### 療育センターに退院前に申し込んでおけばよかった

私が住んでいる地域には医療的ケアが必要な子が通える療育センターが少なく、利用を申し込んでから1年近く待たされました。退院前に申し込んでおけばよかったなと思いました。

甘夏さん

### 病院からの提案にすぐ対応できるよう心がけていた

病院の退院準備のペースが早すぎてついていけなかったというお母さんもいましたが、私の場合は、「早くしてほしいな」と思っていました。外泊練習などは担当医が当直の場合でないとできないなど、スケジュールがなかなか決まらず、もどかしく感じることもありましたが、病院からの提案にはすぐ対応できるように心がけていました。今思えば、無理のないスケジュールだったのかなと思います。

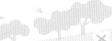

## 退院してすぐの自宅環境は、どう整えると よいですか？

**A**nswer

**退**院してすぐは、入院していた NICU の中と同じような環境を作っておくと安心です。病院看護師さんが退院前に家庭訪問したり、ベッド環境をアドバイスしてくれるケースが増えつつあります。また東京都では重症心身障害児等在宅療育支援事業として、重症心身障害児と医療的ケア児の病院からの在宅移行支援（家庭訪問、外出・外泊の支援、移動支援など）も行っています。

障害の程度や、子どもに必要な医療的ケアによっても物品や医療機器は異なりますが、人工呼吸器、加温加湿器や酸素濃縮器、パルスオキシメータ（血液中の酸素濃度を計測する器械）など、電気がたくさん必要な機器を持って帰ってくる子も多いため、コンセントをどこからとるか、入浴時の動線は安全か、夜間どこで過ごすか（寝室に移動するか）など確認します。

たとえば、家族が目を離さなくてすむように、リビングにレンタルのベビーベッドを置いて、その荷台に医療機器を置いたという人もいれば、医療機器はすべて一つのワゴンにまとめて、ベッドわきに置いていたという人もいます。

バレンシアさん

退院直後は家族だけで大変なので、少しでも負担が少なくなるよう、何でも手の届く範囲に置いておきました。ベッドは、キッチンやベランダなど家事をする場所から見えやすいところに配置しました。
真ん中に電化製品を置けるタイプの食器棚に吸引器等を置き、ベッド脇に設置すると、寝ている子どもとケア用品が同じ高さになり、目を離さずにケアの準備ができました。また、食器棚のレールにS字フックをかけ、注入ボトルを引っ掛けると丁度よい高さになりました。
成長とともに必要なケアも変わるので、退院前に完璧を目指さず、あるもので工夫して都度改善していくことをおすすめします。

レモンさん

病院から退院したてのころは、病院のNICUの中と同じ環境を作ると安心ですが、段々在宅での生活に慣れてくると、往診先の看護師さんからベッドより床のほうがよいと助言をもらったので、移動しました。
床で寝る利点は、親と子どもとの距離が近く、気軽に抱っこしたり、話しかけたりできることです。今の場所では、布団の向きを都度いろいろ変えて、テレビや食卓、外を眺めることができます。下の子がまだ小さいこともありますが、家族の一員として、家族とより近く過ごすためにも床生活はおすすめです。

**レモン家**

家族構成：父、母、本人、弟
居宅状況：戸建て
必要な医療的ケア：人工呼吸器、気管吸引、
　　　　　　　　　経管栄養

何人もの訪問看護師さんが入っているので、医療物品がある棚は誰が見てもわかるように、そして関連するものは同じ棚に置くようにしています。たとえば、上から2段目はオムツ、おしりふき、尿漏れシート、はかり（尿測用）。3段目は、浣腸液、浣腸用シリンジ、浣腸ジェル。吸入用生食、パルミコート、吸入用シリンジ。4段目は、薬剤等。5段目は服、タオル等といった具合です。

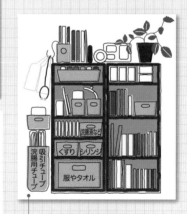

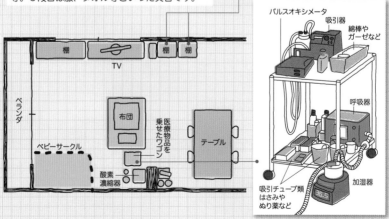

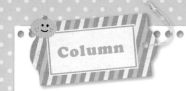

# 先輩家族は
# 1日をどう過ごしている？

## ぼんかん家DATA

年　　齢：2歳
医療的ケア：気管切開、
　　　　　　胃ろう
きょうだい：3歳上の兄（保育園児）
利用資源：訪問看護（週3）
　　　　　ヘルパー（毎日）
　　　　　通院リハビリ
　　　　　訪問リハビリ（月4）
　　　　　親子入所（療育施設）

退院して生活が落ち着いてくるとどんなリズムで1日を過ごすのか、参考までにご紹介します。きょうだいがいるかどうか、親が仕事しているかどうか、必要な医療的ケアによってもいろいろで、1つとして同じ家庭はありませんが、少し先の見通しとして参考にしてみてください。

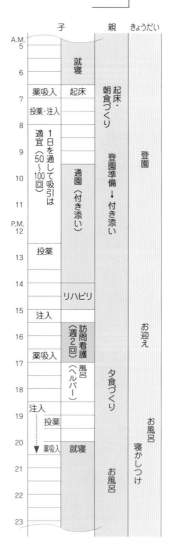

|  | 子 | 親 | きょうだい |
|---|---|---|---|
| A.M. 5 |  |  |  |
| 6 | 就寝 |  |  |
| 7 | 薬吸入／起床 | 起床・朝食づくり | 起床・朝食づくり |
| 投薬・注入 |  |  |  |
| 8 | 適宜（50〜100回） 1日を通して吸引は | 登園準備→付き添い | 登園 |
| 9 |  |  |  |
| 10 | 通園（付き添い） |  |  |
| 11 |  |  |  |
| P.M. 12 |  |  |  |
| 13 | 投薬 |  |  |
| 14 |  |  |  |
| リハビリ |  |  |  |
| 15 | 注入 |  | お迎え |
| 16 | 訪問看護（週2回）（ヘルパー） |  |  |
| 薬吸入 |  |  |  |
| 17 | 風呂 | 夕食づくり |  |
| 18 |  |  |  |
| 19 | 注入 |  | お風呂 |
| 投薬 |  |  |  |
| 20 | 薬吸入／就寝 | お風呂 | 寝かしつけ |
| 21 |  |  |  |
| 22 |  |  |  |
| 23 |  |  |  |

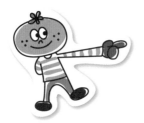

22

# ぽんかん家、数年後のとある一日

年　　齢：11歳
医療的ケア：気管切開、
　　　　　　胃ろう、
　　　　　　夜間人工呼吸器
きょうだい：3歳上の兄（中学生）
利用資源：訪問看護（週2）
　　　　　ヘルパー（毎日）
　　　　　通院リハビリ（月3）
　　　　　訪問リハビリ（月4）
　　　　　学校（平日）
　　　　　放課後等デイ（週2～3）

子どもの成長とともに親子それぞれの時間の使い方に変わってきます。子どもも自分の世界をひろげていくのと同様、親も新しいことに目を向けやすくなるかもしれません。

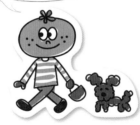

小学校に上がると
親の付き添いの有無にもよるけれど、
比較的親子別々の時間を
過ごせることも増えてくるよ

| 時刻 | 子（ケア） | 子（生活） | 親 | きょうだい |
|---|---|---|---|---|
| A.M. 5 | | 就寝 | 起床・朝食 | 登校 |
| 6 | 薬吸入 | 起床 | | |
| 7 | 投薬・注入 | | 登校準備 | |
| 8 | | 登校 | バス見送り | |
| 9 | | 学校 | 仕事へ | |
| 10 | 1日を通して吸引は適宜（50～100回） | | | |
| 11 | | | | |
| P.M. 12 | | | | |
| 13 | | | | |
| 14 | | | | |
| 15 | | | | |
| 16 | | 放課後等デイサービス | | 下校 夕食・お風呂 |
| 17 | 薬吸入 | | | |
| 18 | | 帰宅／風呂〈ヘルパー〉 | 夕食づくり | |
| 19 | 投薬・注入 | | | |
| 20 | 薬吸入 | | | |
| 21 | 呼吸器 | 就寝 | お風呂 | |
| 22 | | | | |
| 23 | | | | |

子どもの成長を見越して
リフォームしたり新築したりするなら、
どんな配慮や工夫をしたらよいですか？

**A**nswer

**赤**ちゃんのうちは移乗介助などもラクですが、成長とともに身体が大きくなってくると、家族の負担も大きくなります。バギーなどもどんどん大きくなって置き場所に困る、という声もよく聞かれました。また、家族の目の届くリビングに子どもが1日過ごすスペースがあると、プライバシーを保ちにくくもなります。男女問わず、成長とともに着替えなども人の目が多くある場所で行う場合は、気を付けたいですね。

大きくなるとバギーや座位保持いすなどで室内移動も必要になるため、廊下の広さが大事になります。またドアの取っ手が移動の障害になることもあるため、なるべく引き戸にすることなども考えましょう。コロナ禍の感染症対策で、手洗い場を玄関そばに設けてリフォームしたという家庭もありました。成長を見越したいろいろなパターンの住宅をぜひ参考にしてみてください。

### Style.1
### ホームエレベーター付き の戸建て

**家族構成**：父、母、本人
**居宅状況**：戸建て（新築）

家を建てる際、理想はワンフロアで生活を完結できることでしたが、土地の大きさの関係でそれは難しく、ホームエレベーターを取り付けることで上下の移動を可能にしました。また、入浴介助は家族にとって毎日の負担になるため、天井レールを設置してリフトを取り付けることでスムーズな入浴ができるようになりました。

その他、床には一切段差を作らない、扉はできるかぎり引き戸にするなど、生活の中でのストレスが少しでもなくなるように心がけ、子どもだけではなく、一緒に生活する家族にとっても安らげる家になるようにと設計してもらいまし

た。家が完成したのは子どもが5歳のときですが、天井走行リフトは住んでいる自治体の給付対象となる、6歳になるのを待って取り付けました。

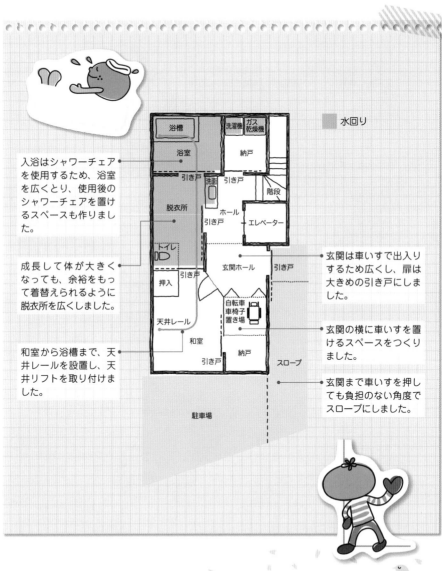

水回り

入浴はシャワーチェアを使用するため、浴室を広くとり、使用後のシャワーチェアを置けるスペースも作りました。

成長して体が大きくなっても、余裕をもって着替えられるように脱衣所を広くしました。

和室から浴槽まで、天井レールを設置し、天井リフトを取り付けました。

玄関は車いすで出入りするため広くし、扉は大きめの引き戸にしました。

玄関の横に車いすを置けるスペースをつくりました。

玄関まで車いすを押しても負担のない角度でスロープにしました。

# セミオーダータイプの戸建て

**家族構成：**父、母、本人、妹
**居宅状況：**戸建て（新築）
**医療的ケア：**なし。座位と座位での移動は可能、つかまり立ちと介助歩行の練習中。
トイレがとても近く、トイレに行きたいとサインを出せる

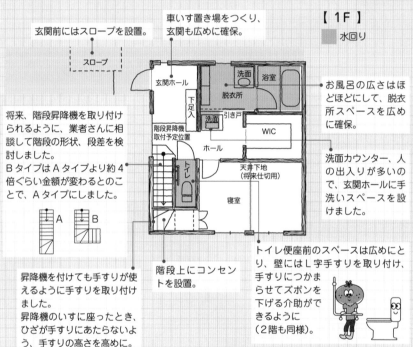

玄関前にはスロープを設置。

車いす置き場をつくり、玄関も広めに確保。

**【 1F 】**
■ 水回り

お風呂の広さはほどほどにして、脱衣所スペースを広めに確保。

将来、階段昇降機を取り付けられるように、業者さんに相談して階段の形状、段差を検討しました。
BタイプはAタイプより約4倍ぐらい金額が変わるとのことで、Aタイプにしました。

洗面カウンター、人の出入りが多いので、玄関ホールに手洗いスペースを設けました。

昇降機を付けても手すりが使えるように手すりを取り付けました。
昇降機のいすに座ったとき、ひざが手すりにあたらないよう、手すりの高さを高めに。

階段上にコンセントを設置。

トイレ便座前のスペースは広めにとり、壁にはL字手すりを取り付け、手すりにつかまらせてズボンを下げる介助ができるように（2階も同様）。

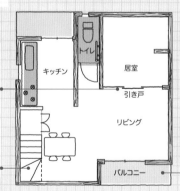

将来、子ども部屋になるかもしれないスペースは、子どもの状態を見守れるように、ガラスの引き戸にしました。

介助しながら階段を昇り降りできるよう、コーナー部を4段から3段に変更。

**【 2F 】**

念願のガス乾燥機を導入したので、バルコニーは必要最低限の広さに。毎日子どもたちの洗い物がたくさんあるので、外干ししなくていいのは助かります。

　第一希望はマンションを探していましたが、なかなか気に入る物件が見つからず、将来的に車が必要になるだろうという予測のもと、一軒家を購入しました。わが家は注文住宅ではなく、基本的な仕様は決められた中から選び、間取りは自由というセミオーダー住宅です。間取りは自由と言っても、参考プランから大きく変更する場合は、プラス料金がかかってくるので、それをどこまでお願いするかという調整が少々大変でした。家を建てるにあたり、訪問看護師さん、リハビリ職の方、先輩ママたちと多くの方々に相談に乗ってもらいました。

### わが家の間取りの決め方

・日当たりの問題から２階リビングにして、上下階の移動を少な目に
・お風呂に入ったら寝るという生活スタイルから、お風呂と寝室を同じフロア・トイレは各フロアに１つ
・介助が必要なスペースは広めに

> ・玄関前にスロープ追加
> ・建具の有効幅サイズアップ → 介助しやすくするため
> ・玄関土間面積を増やす → 車いす置き場の確保
> ・階段のコーナー部、段数調整（原設計は４段 →３段に変更）
> 　 → なるべく踏面を大きく
> ・トイレを追加して各フロア１個ずつ
> ※長女は今のところ、一人で立ったり歩いたりすることはできませんが、座位の姿勢や介助歩行ができるため、現状は必要最低限の設備にしました。

間取りの
大きな変更点

## 住宅改修費の助成

　身体障害者手帳のある方に対し、手帳の内容や等級、年齢によって住宅改修費の助成を受けられる場合があります（障害者総合支援法の地域生活支援事業「日常生活用具」の項目に含まれます）。
　住宅環境や障害の状態、その人がどんな生活を望んでいるのかなど、さまざまな要素を専門家（建築士やリハビリスタッフ、相談支援専門員、助成する窓口の職員など）と相談しながら進めていきます。進めかたや対象者、金額などは、それぞれの市区町村によって異なるので確認してみましょう。

工事の例
● 手すりの取り付け
● 段差解消やスロープの取り付け
● 畳からフローリングへの変更
● 扉を拡げる、引き戸に変える
● 浴槽を変える
● 和式から洋式便器に変える
● リフトの設置　など

# 中古マンションを
# フルリノベーション

**家族構成**：父・母・本人・妹
**居宅状況**：中古マンションをフルリノベーション
**医療的ケア**：気管切開、胃ろう

介護用ベッドの横に3段式の移動可能ワゴン（上段：吸引器、中段：非常用発電機、吸入器、下段：医療的ケア用の物品など）を設置。ワゴン移動の際にコンセントの抜き差しが手間なので、非常用電源を使用。日頃から使うことで非常時にもスムーズ。

子どもの部屋の扉は3枚扉にしました。寝るときやオムツ交換時には扉を閉めるとプライバシーを確保でき、2枚扉よりも間口が広がります。

脱衣場から子どもの部屋まで、すぐ行ける距離に。

車いすを置いたままでも人が通れるように広く、廊下も幅を確保。

玄関と洗面台はセンサーライトに。玄関を開けるとすぐ電気がつき、いろいろとやることが多い帰宅時にひと手間省けてラクです。

看護師やヘルパーなど人の出入りが多いので、入室前に手が洗えるよう、洗面台を廊下に。

お風呂は介助で大人2人が入っても動ける広さにして、リフトも設置。

アイランドキッチンにすることで、左右どちらからでも移動できる。子どもがベッドにいても、キッチンから見えて安心。

脱衣場には洗濯機や洗面台を置かず、広さを確保。

キッチンに洗濯機を置くようにしました。

**間取り図内のラベル：**
ピアノ / 引き戸 / リビング / 介護用ベッド / 寝室 / 布団 / WIC / ロールカーテン / 主寝室 / 引き戸 / 脱衣所 / バスチェア / ワゴン / 洗面 / トイレ / 車椅子 / 玄関スロープ / 下足入 / 浴室 / 子供部屋 / ゼンクロゼット / ロールカーテン / キッチン / 収納 / 食器棚 / 冷蔵庫 / 洗濯機

■ 水回り

　子どもが10歳になるまでは、バリアフリーの賃貸マンションで生活していました。とても生活しやすかったものの、成長にともなってベビーベッドから介護用ベッド、ベビーカーからバギーや車いす、ビニールプールからリフトを使っての入浴などと、家に置くものも大きくなって手狭になり、また動線が悪いこともあって引っ越しを決意しました。

　戸建てではワンフロアですべてが完結しないこと、また手直しが多いことをふまえて中古マンションを購入してフルリノベーションしました。

## 医療的ケア児のためのマンション選びのポイント

・学校の医ケアバスがマンション前に停められること→前のマンションは家の
　すぐ近くに停められず少し離れた場所だったため、悪天候や暑さ、寒さなど、
　毎日のことなので、本人も介助する側も負担が大きかったです。
・エントランスやエレベーターまでの通路等が広めであること→バスが来るの
　を待っているときや通路などで、住人の方とすれ違うときに邪魔にならない
　広さがあるとよいです。毎日のことなので、ストレスはなるべく少なく、ま
　た肩身が狭くないように過ごしたかったので。
・エントランスのドアが内ドア、外ドア2カ所とも自動ドアであること→なか
　には最初のドアが手開きのところがありますが、車いすを押しながらだと大
　変なため。
・エレベーター内の広さ→車いすがサイズアップしていくこと、またストレッ
　チャーも入るように、なるべく広いエレベーターのある物件に。
・玄関前の広さ→一時的に車いすを置いても問題のない広さがあること。

## リノベーションで気を付けたこと

・今は、お風呂のみリフトを使用していますが、抱っこするのが難しくなるの
　を見越して、介護用ベッドの上にもリフトを設置しました（区の助成を活用）。
・決まった広さのなかで、介護しやすいようにと廊下やお風呂場を広くすると、
　ほかの居室が狭くなり、各部屋の広さを確保するのに苦労しました。
・リフトなどを設置すると圧迫感が出るため、天井は最大限高くしてもらいま
　した。
・玄関は靴を脱ぐところと廊下に段差ができてしまうため、玄関の床全体をゆ
　るいスロープにしました。結構おすすめです。
・コンセントの数や位置。特にベッド周りを多めに、ベッドを上げて使用する
　ことも多いため、高い位置にも配置。お風呂の脱衣場にも、リフトの充電な
　どを考えて床に近いところではなく腰より上の高さにコンセントを設置しま
　した。

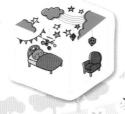

家族構成：父、母、兄、本人
居宅状況：戸建てリフォーム
医療的ケア：吸引（気管切開・口鼻）・胃ろう・夜間呼吸器・吸入

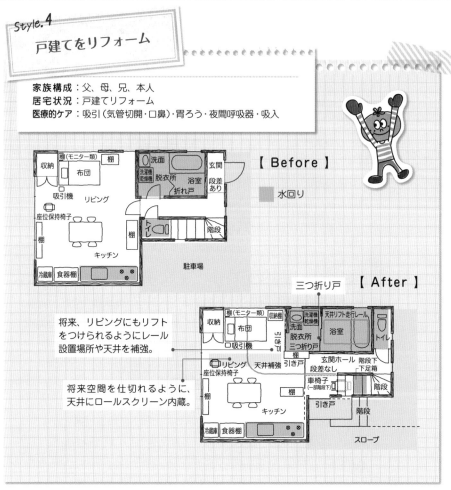

【 Before 】

■ 水回り

将来、リビングにもリフトをつけられるようにレール設置場所や天井を補強。

将来空間を仕切れるように、天井にロールスクリーン内蔵。

三つ折り戸　【 After 】

　もともと寝室が2階で、夜になると抱っこで移動していましたが、成長と共に移動が厳しくなることを見越して、1階で子どもの生活空間が成り立つようリフォームしました。また、お風呂も広く取り、リフトを設置。本人にも介助者にもストレスが少なくなるよう目指しました。

## リフォーム時に工夫した点

・駐車場スペースをつぶし（駐車場は別に借用）、スロープで玄関まで行ける動線を確保。

・すべての段差をなくす（before は玄関に段差あり）。

・ドアは基本引き戸（トイレのドア以外）。※トイレは本人が使わないので

- お風呂を広くし（脱衣所は省スペース）天井走行リフトを設置。
- お風呂は洗い場を広く（バスチェアを設置できる）、かつ浴槽もバスチェアが入る大きさに。
- リビングからお風呂は一直線。
- 将来的に本人がリビングで日中過ごせることを見越し、間仕切り用のロールスクリーンを天井に内蔵できるように。
- 本人のスペースの周りには電源を多く確保（13 カ所）。
- 将来リビングにリフトをつけることを想定し、天井を補強。
- リビングと廊下の間の引き戸もレールを通せるよう加工済み。
- リビングと廊下の間の引き戸は間口を大きく（本人を抱っこしながら or リフトに乗せながら通るときに便利）。
- 将来リフトが付く想定なので、壁に余計なものは設置しない→エアコンは天井埋め込み型。
- 本人のもの、さらに将来リビングで介助者も寝れるよう、折り畳みベッドが入る収納スペースを確保。

## リフォーム時に苦労した点

- 基礎や壁は基本変えられない部分が多く、広げられるスペースに限りがあり、リフォームにも限界がある。
- 限られた空間での取捨選択。
- リフォーム時の転居（マンションに数カ月間引っ越し）は大変だった。

> - 脱衣所スペースを広く取り、そこで脱ぎ着ができるとよかった
> - ヘルパーや看護師の出入りが多いので、玄関から脱衣所にそのまま行き、居室を通らずに手洗いなどができるとよかった
> - リビングに本人の居住スペースを完全に区切れればよかった（部屋が狭くなるのでロールスクリーンが限界）
> - もっと収納があればよかった
>
> もっと
> こうしたかった

\ 専門職から /

訪問看護師

> 障害児（者）、高齢者などのリフォームを専門としている業者もありますので、探してみるとよいかもしれません。

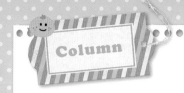

## 転居時にやっておくとよいこと

シークワさん

夫の転勤のため、住む都道府県がガラリと変わる引っ越しをしました！ 医療、福祉、学校、すべて新しい場所でいちから構築することになり、その際にわが家が困ったこと、やっておいてよかったことを、同じような境遇になったご家族の参考になればと共有します。

**転居時の家族構成**
父、母、重症心身障害児・医療的ケアありの10歳の長女、5歳の次女

### 医療（病院・リハビリ・訪問看護）について

・転入先での病院（リハビリ先）選びは、ネットなどで情報収集していても、どの病院がいいのか決めきれず迷っていました。そこで、転出前の担当保健師に転入先の保健師を紹介してもらい、長女の病気や医療的ケアに合った病院の情報を教えてもらいました。

・薬や医療物品などの受け取りはもちろん、環境が変わると体調を崩しやすいので、転入後すぐに診察してもらえるよう事前に初診の予約をとっていました。そのおかげで安心して新生活をスタートできました。

・訪問看護は、転入後に受け入れ先の病院に相談し、自宅近くの訪問看護ステーションを紹介してもらいました。

・普段レンタルしている医療機器（人工呼吸器や酸素、経腸ポンプなど）ですが、転入先にそのまま持って行けるのか、それとも返却が必要なのかなど、事前に病院や医療機器のレンタル業者に前もって確認をとっておいたおかげで、転入先でもスムーズに医療機器を利用できました。

### 教育（学校・保育園・幼稚園）について

・転入先の住所と予定日が決まったら、転入先の自治体に連絡し必要な書類を送りました。学校が決まったら自治体から連絡があり、その後は通学予定の特別支援学校と転入後についての打合せをしました。

・きょうだい児の保育園・幼稚園については、自治体によって申込締切に違いがあるので早めに情報収集して、できる手続きは進めておいたほうがいいです。うちの次女は、こども園への入園を希望していたのですが申込が転入前だと知り、慌てて書類を郵送して何とか締切に間に合いました。
・転入先が下見可能な近場であれば、実際に行って自宅付近や学校まで歩いてみることをお勧めします。ネットの地図だけで場所を確認すると、坂道だったり歩道が狭くて車いすを押しづらいなど、後から困ることもいろいろありました。

## 福祉サービスをスムーズに受けるために

・福祉サービスを受けるためには、自治体への申請およびサービス等利用計画書の作成が必要です。計画書の作成は利用者本人でもできますが、私は転入先の情報がなかったので相談支援専門員に計画書作成を依頼し、医療的ケアのある娘に合った放課後等デイサービスやヘルパー事業所選び等の相談にも乗ってもらいました。
・相談支援事業所については、転出前にお世話になっていた相談支援専門員や転入先の自治体に相談して決めました。

## 障害者手帳・手当・医療証の手続き

・障害者手帳・手当（特別児童扶養手当や障害児福祉手当等）や自治体独自の医療証は転入先の役所へ、療育手帳は児童相談所へ、小児慢性特定疾病医療受給者証は保健所等、それぞれ手続きする所が違うので、事前にそれぞれの場所や必要書類等（転入先の住民票が必要だったり等）を確認し一覧にしておきました。
・手続きをまとめてする場合は時間がかかることもあるので、お子さんを預けられる方は預け（両親どちらか休みをとるなど）、お子さんを連れて行く場合は長時間出かけても大丈夫なようお子さんの食事の準備など、用意万端で出かけましょう！

## Q<sub>uestion 4</sub> 医療機器の使い方やケアの手技は、どうマスターしたらよいでしょうか？

### A<sub>nswer</sub> Dr. オレンジより

退院後も経管栄養や吸引、呼吸管理などの医療的ケアが必要であると予測できる場合には、入院中からご家族にケアの練習を始めてもらいます。ケアのなかには、お子さんが泣いたり嫌がったりするものもあるので、ご家族としてはケアを行うことをためらうことがあるでしょう。はじめは、看護師さんのようにスムーズにはいかないのは当然です。恐る恐るでも、少しずつ慣れていきましょう。トラブルが起きたときに、どのように対応するのかも確認しておきましょう。代表的な医療機器を使用する際の注意点を示します。

### 吸引器

唾液が溜まりやすかったり気管吸引が必要だったりする場合には、定期的な吸引が必要です。吸引チューブの種類、チューブを何 cm 入れるのか、吸引する圧力、時間などを確認しましょう。ベッドサイドや吸引器に吸引チューブを挿入する長さを貼っておくとよいでしょう。

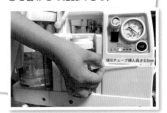

**吸引チューブ挿入の長さ**
（写真のように実際の長さを貼っておくと吸引のたびに長さを合わせて確認できる）

### 経管栄養

❶経鼻胃チューブ（鼻から胃まで管を入れて栄養を送るチューブ。マーゲンチューブ、NGチューブともいい、看護師さんや家族が交換できる）。

❷EDチューブ（鼻腔から胃を経由して腸まで通して栄養を送るチューブ。胃食道逆流があるときに使用。透視下〔レントゲン〕で先端が十二指腸内に達していることを確認する必要があるので、病院で

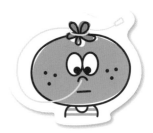

交換を行う)。

❸胃ろう（胃に穴をあける手術をして、そこから栄養を投与する）。

### 気管カニューレ

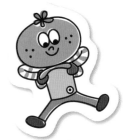

　気管切開している場合には、気管カニューレが挿入されています。気管カニューレの交換は、病院受診時や訪問診療時、訪問看護時に行うことが多いと思いますが、抜けてしまったときには、ご家族だけで再挿入しなければいけません。

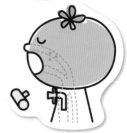

　命に関わることなので、入院中にしっかり練習しておきましょう。例えば、おばあちゃんがお子さんと留守番する予定がある場合は、おばあちゃんにも、再挿入の練習をしてもらう必要があります。ケアする人全員が、予備のカニューレがどこにあるのかわかるようにしておきましょう。

### パルスオキシメータ

　プローブを安全に装着する方法を練習しましょう。アラームが鳴るようにどう設定するのか、またアラームが鳴ったときの対応について確認をしておきましょう。

### 酸素濃縮器・人工呼吸器

　使い方やトラブル時の対応法を確認しましょう。自分で呼吸ができないお子さんの場合には、人工呼吸器の故障は一大事です。緊急時にバギングできるように、アンビューバッグ®の使い方を練習しましょう。故障時の連絡先は必ず確認しておきましょう。

＼ 専門職から ／

訪問看護師

医療的ケアは、両親だけでなく家族内で習得している人が多いと、より安心です。ただし祖父母や、子どものきょうだい然りですが、誰かだけに負担が偏る、たとえばきょうだい児がヤングケアラーにならない配慮も大事かと思います。

よく使う医療機器を選ぶポイントを
教えてください。

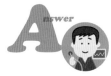

## 臨床工学技士より

それぞれの機器の特徴、選びかたを解説していきます。

### ポータブル吸引器の選びかたは？

ほとんどの吸引器で、最大吸引圧は－80kPa と書いてありますが、どれも同じではありません。吸引パワーは吸引流量で決まり、流量が多いほど設定吸引圧に速く達します。細い吸引チューブを使う子どもでは大人以上に吸引流量が重要で、選ぶときの吸引流量は気管切開で 25L ／分以上、口鼻腔吸引で 15L ／分以上を目安にしましょう。手動式吸引器の準備も忘れずに。電動にはかなわないでしょ！　と敬遠されますが、結構優れものです。災害対応できる機種を選びましょう。

### 酸素装置の選びかたは？

酸素濃縮器は電気代が自己負担。空気の吸い込み口のフィルター掃除が必要ですし、本体を壁に密着できません。直射日光も嫌いで、お部屋の加湿器も苦手なので、酸素濃縮器のそばに置くのはやめましょう。また、酸素濃度は 90％前後で匂いがします。酸素は乾燥していて鼻の奥がツーンとするので、加湿してから投与するのが良いでしょう。"うるおい機能"という加湿装置を内蔵したものもあります。そして、酸素濃縮器とセットで必要なのが酸素ボンベ。お出かけの回数や停電のことを考えて、ボンベの大きさと本数を準備しておきましょう。現在では酸素ボンベに減圧弁と流量計が一体になったものがあり便利です。呼吸同調器は小児では使えません。

酸素は－183℃に冷やすと液体になります。液体の酸素を魔法瓶に詰めたものが液体酸素装置で、気化した酸素が投与されます。親機の液体酸素を子機に移して使えて便利です。気化した酸素の濃度は 100％で匂いもしません。親機には加湿器があります。デメリットは、親機が 70Kg と重たくて見た目が

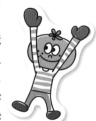

悪いことと、使わなくても１カ月ごとに交換が必要なことです。

## 吸入療法装置の選びかたは？

　吸入器には、ジェットネブライザー、超音波型ネブライザー、メッシュ式ネブライザーがあります。ジェットネブライザーの粒子は1〜10μm、超音波型ネブライザーが1〜5μm、メッシュ式ネブライザーが2μm程度で、小さい粒子ほど末梢気道に沈着しやすいです。感染リスクの高い機器なので、簡単に消毒できるものを選びましょう。卓上型超音波ネブライザーは汚染度が高く、多量の水分が肺に影響するのでおすすめしません。使用可能な吸入薬は、“ネブライザーねっと（オムロン ヘルスケア株式会社. https://store.healthcare.omron.co.jp/nebulizer-net/）”に載っています。

## パルスオキシメータの選びかたは？

　連続測定できてアラームが作動、数値が遠くから見えるものを選びましょう。厚生労働省が出している“承認・認証されたパルスオキシメータについて”を参考に選びましょう。

## 人工呼吸器や加温加湿器の選びかたは？

　人工呼吸器や加温加湿器は、患者さんやご家族が選ぶことは少ないと思います。でも、その原理や使いかた、特徴を知っておくことはとても重要で、日常のケアにとても役立ちます。『小児在宅人工呼吸療法マニュアル第２版（メディカ出版）』には、たくさんの情報が詰まっているので参考にしてください。

＼ ご家族から ／

ぽんちゃん

専門的すぎて選ぶ基準がわからず、初めて購入する際は医師やメーカーにおすすめを聞いて選びました。選ぶポイントは、「子どもの症状に合ったものか」「使用環境に適しているか（大きさや重さ、外出先での使用など）」そして「値段」のバランスでした。振り返ると、使ってみてイマイチだったり、生活が落ち着いてくる中で「こうだったら、より良いのに」という思いが出てきて、買い換えのたびに試行錯誤しながらステップアップしたように思います。

**uestion 6**

入院中は医療用品はすべて支給してもらって
いましたが、在宅で医療物品が足りなくなったら、
どこで購入したらよいのでしょうか？

**nswer**

## Dr. オレンジより

　入院中は、いろいろなものが使い捨てです。病院内では感染予防対
策が大事で、患者さん同士で菌をうつし合うということを防ぐために、１回使
用したものは捨てる決まりになっているからです。しかし、自宅に戻ると、ほ
かの患者さんとの接触はなくなるので、使い捨てる必要はなくなります。

　また、自宅に退院できるぐらいになると、患者さん自体が、バイ菌に強くなっ
てきている状態です。人間は細菌と共存して生きています。体に害のない常在
菌が皮膚や腸内につくことで、病気の原因になるバイ菌が寄り付かなくなりま
す。善良な菌と共存していこうという「菌活」はとても大事なことです。お子
さんの状態により、清潔を保たないといけない場所や医療的ケアもありますの
で、どこまでの清潔レベルが必要なのか、どれくらいなら問題ないのかを、担
当の医師や看護師さんに確認しましょう。

　例えば、病院では吸引するたびに使い捨てていた気管吸引チューブは、在宅
だと１日１本が標準とされています。経管栄養物品も使い捨てではなく、在宅
では洗浄して再利用します。

　退院すると、医療物品はかかりつけ
病院や在宅訪問診療所からもらうこと
になります。病院や診療所は最低月１
回の外来や訪問診療で、お子さんの状
況を把握・指導することで、「管理料」
というものを算定しています。この「管
理料」内に収まる範囲で必要な医療物
品を提供しています。

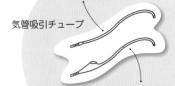

**（上）穴がないタイプ**
吸引器に接続してスイッチをいれた
時点で吸引が開始される。

気管吸引チューブ

**（下）吸引するときに穴をふさぐタイプ**
指で穴をふさがないと吸引されない。

　入院していた病院から提供されていた物品を、地域の訪問診療所や別の病院からもらうようにした場合には、物品の種類や量が変更になることがあるので、事前に確認しておきましょう。たとえば吸引チューブは、種類によって形や吸引のやり方が異なります（前ページ図）。看護師さんなどに使い方を確認して、新しいチューブの使い方に慣れておきましょう。

\ ご家族の声 /

はっさくさん

**病院の在宅支援部門に相談したりネット通販を利用する**

シリンジ（注射器の筒）の滑りが悪くなったらゴムの部分に食用油を塗ったりしています。
どうしても物品が足りなくて困ったときは病院の在宅支援部門に相談すると、物品量を調整してもらえることもありますし、いざとなったらネット通販で購入します。
衛生面に関しても、子どもは大きくなるにつれて体も丈夫になるので、入院中ほどきっちり消毒しなくても大丈夫な気がします。

レモンさん

**チューブを流水で洗った後にアルコール消毒をしてお手入れしている**

病院では、気管吸引するチューブはつねに消毒液につけておく方法を習いましたが、病院によって管理の指導方法は変わります。わが家は退院してから消毒液は使っていません。乾いた容器をアルコール消毒し、アルコールで拭いたチューブを保管します。吸引後に水道水を流して、アルコール綿で拭いて容器にしまっています。簡単で経済的です。鼻水は、市販の鼻吸い器の根元を吸引器に付け替えたり、オリーブ管を使うと子どもも嫌がらないようです。

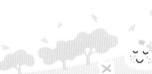

## おうちで暮らすために支えてくれる
## サポートにはどんなものがありますか？

### Answer

**はっさくさん**

地域にはさまざまな場面で助けてくれる幅広い支援があります。大きく分けて、福祉と医療、また教育や行政が主体となって提供しているものです。その支援に関わる専門職もいろいろな場で働いています（→ p42 ～ 54）。ここでは、その主なものを紹介します。お住まいの自治体に似たような支援がないか探してみてください。困ったら家族だけでがんばらず、たくさんの人の手を借りましょう。医療機関や児童発達支援センターだけでなく、訪問でのリハビリも普及してきました。最初は、少し抵抗があるかもしれませんが、多くの人に関わってもらうことも、お子さんがこれから地域で生きていくために必要なことだと思います。地域サポートのイメージの一例を下に示します。

**児童発達支援センター**
福祉型や医療型の児童発達支援センターがある。
（→ p150）

**医療型児童発達支援センター**
障害を持った子どものための医療療育相談機関で、専門外来やリハビリ、短期入所、長期入所ができる。
（→ p147）

**リハビリテーション**
（理学療法士、作業療法士、言語聴覚士など）
障害をもつ人に対して行われる医学的、心理学的な指導や機能訓練。小児のリハビリは、その障害の状態にあわせて、さまざまな療法を組み合わせ、子どもの持つ潜在的な能力を引き出し、心身機能の発達を促すことを目指している。（→ p52）

**より良い発達を促す**

**児童発達相談（役所など）**
未就学児の発達の相談ができる。

**放課後等デイサービス**

**児童発達支援事業**

**特別支援学校・幼稚園・保育園**
（教師、保育士、看護師など）
ハンデがある子どもでも受け入れてくれるところがある。（→ p154～）

社会福祉協議会ファミリーサポート

児童発達支援事業所

医療的ケア児支援センター※

児童発達支援センター

福祉事務所

療育センター

リハビリテーション

児童発達相談

特別支援学校

児童相談所

幼稚園保育園

※医療的ケア児支援法により、各都道府県に医療的ケア児支援センターの設置が義務づけられました。

**薬局（訪問薬剤師）**
薬に関する相談が家でできる。

**医療的ケア児等コーディネーター**
保健、医療、福祉、子育て、教育等の必要なサービスを総合的に調整し、医療的ケア児とその家族に対しサービスを紹介し、関係機関とつなぐ役割を果たす。

**社会福祉協議会**
（ファミリーサポートセンター）
保育園や幼稚園までの送迎や、それに伴う子どもの預かりをお願いできる。

**地域の小児科**
大学病院などで診てもらっていた専門の主治医と、自宅の近所の小児科にもかかりつけ医がいると予防接種や健診も安心。

**訪問歯科診療所**
通うのが大変なときは、来てもらおう！（→ p51）

**役所の障害者施策課**
（自治体によって、障害者福祉課・障害者支援課など、名称はいろいろ）
手帳の申請、福祉サービスの利用に関わること、また医療費や手当等の助成に関わることを担当している。

**福祉事務所**
国や地方自治体が行う社会福祉サービスについての第一線の相談窓口。生活について困ったことがあれば、まずはこちらへ連絡してみよう。相談員や知的障害者福祉司、身体障害者福祉司といった人たちがいる。

**日々の暮らしを助ける**

**障害者・障害児歯科診療口腔保健（歯科）センター**
杉並区では、歯科保健医療センターという名称。地域の歯科医師会や自治体が開設し、障害者・障害児歯科診療を行っている。障害者歯科を専門とした歯科医師に診てもらえる。

**病院（主治医、ソーシャルワーカー〈MSW〉、小児看護専門看護師）**
子どもの退院後の在宅生活について、入院中から相談できる。

地域の
小児科

歯科保健
医療
センター

訪問歯科
診療所

薬局

障害者
施策課

訪問看護
ステーション

訪問診療所

医療的
ケア児等
コーディネーター

病院
主治医
ソーシャル
ワーカー

訪問介護
事業所

相談支援
事務所

保健センター

**訪問介護事業所（ヘルパー）**
自宅での介護を手伝ってもらえる。食事介助、入浴介助などの生活支援や介護支援、見守り、医療的ケア（痰の吸引など）、通院のつきそい、外出のための移動支援など。（→ p44）

**訪問診療所（訪問医、在宅医）**
体調不良など、通うのが大変なときは自宅まで来てもらえる。（→ p49）

**保健センター（保健師、看護師）**
・小児慢性特定疾患等難病の子どもの療育やサービスの相談。
・乳幼児健診や予防接種等の母子保健サービス、発育や発達、育児、療育などの相談
・健康診断、健康相談や訪問指導

**訪問看護ステーション**
（訪問看護師）
自宅で子どもの医療的なケアや、生活のサポート、子育てについても相談できる（→ p42）。東京都には、在宅重症心身障害児（者）訪問事業がある。訪問看護の利用料を助成してもらえる在宅重症心身障害児（者）訪問看護支援事業、などがある自治体もある。

**児童相談所**
東京都や横浜市では、「愛の手帳」と呼ばれている療育手帳の申請はここで行う。施設入所（長期入所）の申請もここへ。自治体によっては療育手帳を「みどりの手帳」（埼玉県）、「愛護手帳」（青森県・名古屋市）など違う名称をつけているところもある。

**相談支援事業所（相談支援専門員）**
福祉サービスなどの利用計画を立ててくれる。

# 地域で支えてくれる専門職には、どんな方たちがいますか？

地域にいる専門職

## 【 訪問看護師 】

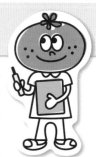

　退院後、お子さんとご家族が、自宅での生活を安心・安全に送れるよう、さまざまにお手伝いします。まずは体調の管理です。訪問時に病状を観察して、何か異常がないかどうか早期発見に努めるのはもちろん、24時間対応体制をとっているステーションだと急な体調悪化時なども、電話や訪問で対応できます。また、お子さんの体調が安定していれば、家族が買い物や用事などで外出する間、一緒に留守番をさせていただきます。

　看護師ですので、吸引・吸入などの医療的ケアはもちろん、食事・入浴介助といった日常生活のサポートと、医療と生活の両方の面で支えることができます。そして、お子さんの成長発達をご家族と一緒に見守りたいという思いで、ご家族と同じ目線に立って、療育や育児に関する相談・助言も積極的に行います。

＼ こんなとき助けてもらった！ ／

バレンシアさん

### 子どもが泣き続ける日が続いたときに、親のケアもしてくれた

うちの子は、退院後、丸1日泣き続ける日が2日間続きました。初めての子どもでこれが普通なのかどうかさえわからなかったのですが、親も子も睡眠が取れず、たまらず訪問看護の方に電話をしました。すると、その日のうちに来てもらえ、子どもの環境を整えたりアドバイスをいただけたりして本当に助かりました。訪問看護は、退院してすぐから入っていただくのをおすすめします。子どものケアはもちろんのこと、親のことも含めてケアしてもらえると思います！

シークワさん

### その時々に必要なケアを教えてもらっている

訪問看護師さんはいろいろな家庭を訪問しているので知識が豊富です。親との何気ないやり取りからニーズを汲み取り、足りないケアを見つけてくれたり、便利なサービスや施設も教えてくれます。実際、歯医者になかなか連れていけないという世間話から訪問歯科を紹介してくれるなど、その時々の家族に必要なケアをコーディネートしてくれる存在です。子どもの背中の蒸れ防止に役立つエアコンマットも、訪問看護師さんから教わりました。

甘夏さん

### 専門的な相談ができて心強い

親の次に子どもの日常をわかってくれている医療のプロなので、手術の必要性があるかどうかなど専門的な相談ができて心強い存在です。365日24時間対応のステーションだと、夜中の3時ごろに電話しても快く対応してもらえ、不安がやわらぎました。また、私にとって訪問看護師さんは、頻回な子どもの日中の吸引を唯一代わってもらえる存在！ 私が発熱して動けなくなったときには、睡眠を少しでも取ることができて、どれほど助かったかわかりません。

**訪問看護師さんの訪問時間・回数**

・1回の訪問時間：30～90分

・訪問回数：週3回まで
　※ただし、子どもの症状によっては週3回以上、90分以上訪問できる場合があります。

**利用手続き**

・主治医に相談のうえ、各ステーションに問い合わせてください。医療保険を使うことができます。

\こんなこともお願いしているよ！/

デコポンさん

### 子どもと触れ合う基本的なことも教えてくれる

病気を持つ子どもの触り方やおなかのマッサージの仕方など、基本的なことも教えてくれます。

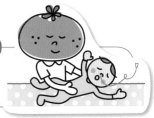

甘夏さん

### リラクゼーションや遊びもケアに取り入れてもらっている

週に3人の看護師さんが来てくれ、それぞれにアプローチの仕方が違うので、子どもにもよい刺激になってるみたいです。子どもも成長し、以前よりは体調が安定してきたので、今はリラクゼーションや遊びをケアに取り入れてもらっています。

# 【 ホームヘルパー 】

## 居宅介護従業者

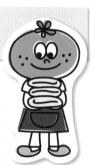

　ホームヘルパーは、介護のプロ。自宅を訪問して、介護や生活の手伝いを行います。具体的な仕事内容は、大きく3つ。入浴やトイレ、食事の介助などの「身体介護」、料理や洗濯、掃除などの「家事援助」、通院に付き添ってくれる「通院等介助」です。そのほか、本人やご家族の精神的ケアや、介護技術の指導を行ったりすることもあります。ただ現状、子どもに対する支給にはいろいろな条件があり、それに加え各家庭の状況を見て利用決定されます（→ p135 参照）。

　障害福祉サービスとしてホームヘルパーを利用する場合は、「サービス等利用計画」が必要になります。これは市区町村が指定する「特定相談支援事業所」で作成できます。「セルフプラン」で、ご自身で作成することも可能です。ホームヘルパーを派遣してくれる事業所についても、この特定相談支援事業所が教えてくれることが多いようです。また、訪問看護師さんや先輩ご家族の口コミを参考にしてもよいでしょう。

　まずは、市区町村の障害者担当の窓口に相談してみましょう。

## こんなこともお願いしているよ！

はっさくさん

### おうちでの暮らしがグンと楽になる

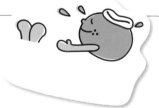

ヘルパーさんの助けがあれば、おうちでの暮らしはグンと楽になります。研修を受けたヘルパーさんにミルクや栄養剤、ミキサー食の注入や口鼻・気管の吸引をしてもらう子もいます。
わが家はヘルパーさんに入浴介助をお願いしています。入浴中に子どもがリラックスできるように、ヘルパーさんはいろいろな歌を歌ってくれます。「○○ちゃんはこの歌が大好きなんですね。歌うとニコニコしてましたよ」「今日はちょっと緊張しているのか腕がかたかったですね。疲れたのかな？」と、とてもきめ細やかに子どもを見てくださるので安心しておまかせできます。

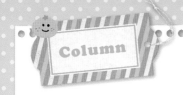

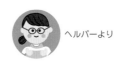

ヘルパーより

# ヘルパーからのお願い

　重い障害を持ったお子さんは、これからの人生においてずっと障害福祉サービスを利用していくことになります。国や市区町村の制度はたびたび変わりますので、情報収集は怠りないように、社会の方向性を監視してください。私たち事業所もサービスの充実を訴えてはいますが、一番力を持つのは、ご本人とご家族の声です。

　また、ヘルパーを利用されるご家族に、私の個人的意見として、「私たちはつたないながらも、介護のプロとしてケアにあたらせていただきます。ご利用者さんは、ヘルパーをつかうプロになるとよいと思います」と伝えたいです。良いケアというのはヘルパーだけではできないのです。ご本人はもちろん、ご家族とのコミュニケーションがうまくいっていれば、最初は無理でも、いつかはうまくケアできるようになると思います。小さなお子さんのケアができるヘルパーは幸せなのです。人生のとっても楽しい時間・成長を一緒に見させていただくことができるのですから。

　お子さんがたくさん輝けるように制度やボランティアも活用しながら、いろいろな機会に触れて大きく成長してほしいですね。

## 医療的ケアの必要な子どもを見てくれるヘルパーはどこにいる？

　全国的に見ると、医療的ケアの必要な子どもを引き受けてくれるヘルパー事業所は、まだまだ少ないといえます。ただ、少しずつ受け入れてくれる事業所も増えてきています。熊本には、ドラゴンキッズという小児専門のヘルパーステーションがあり、精力的に活動されています。愛知県に本拠地がある社会福祉法人むそうでは、都内にチャイルドデイケア「ほわわ」という、医療的なケアを必要とする０歳から６歳までの子どもたちのための支援事業所があります。

　少しずつ声をあげて、医療的ケアのある子どもを見てくれるヘルパーさん、ステーションを増やしていきましょう！

# 【 相談支援専門員 】

　相談支援専門員は、福祉サービスを利用するために必要なサービス等利用計画（児童の場合は障害児支援利用計画）を作成します。生活をするために必要な支援は、福祉サービス以外にも医療や保健、子育て支援など幅広く、状態や家庭環境によって異なります。一人ひとりに合った計画にするため、生活全体のアセスメントを通してニーズや課題を把握し、どのようにサービスを組み合わせて生活をしていくのかをご家族と一緒に考えます。

　サービス利用開始後は、定期的に自宅等に訪問（モニタリング）してサービス利用が順調か、困っていることはないかを確認し、必要に応じて計画の見直しをします。課題があればサービス担当者会議を開催し、家族、支援者みんなで解決方法を考えることもあります。

　「手続きのことがわからない」「地域の社会資源を知りたい」「将来どういうサービスが使えるのかわからず不安」など困りごとがあれば、いつでも相談することができます。相談支援専門員には、すぐに答えの見つからない課題について、解決に向けて地域に働きかけていく役割も期待されているため、どんなことでも気軽に相談してみてください。

　ライフステージが変化しても福祉サービスを利用している限り、相談支援専門員との関係は途切れません。「伴走者」として、ご本人、ご家族に長く寄り添い関わり続けることのできる存在です。

　相談支援事業所の数は地域によって違うため、事業所が見つからないときには自治体の窓口で相談することができます。医療的ケア児等コーディネーター養成研修を修了した相談支援専門員を配置している事業所もあるため、事業所探しの参考にしてください。

## サービス利用の流れ

申請 ≫ サービス等利用計画案作成 ≫ 支給決定・受給者証発行 ≫ サービス担当者会議 ≫ サービス利用開始 ≫ モニタリング

相談支援専門員が生活全般のアセスメントを行い、支援目標や必要な福祉サービスを記載した計画案を作成し、自治体に提出します。

本人、家族、支援者が集まり、計画をもとに支援目標の共有と役割分担を確認します。分野を超えた支援者のつながりをつくる役割があります。

相談支援専門員が自宅等に訪問してサービスの利用状況など確認し、必要に応じて計画の見直しをします。

※自治体によって異なる場合があります。

### サービス担当者会議を通して本人を中心とした顔の見える支援チームをつくる

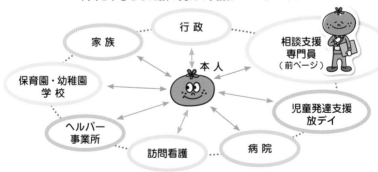

行政 / 家族 / 保育園・幼稚園 学校 / ヘルパー 事業所 / 訪問看護 / 本人 / 病院 / 児童発達支援 放デイ / 相談支援 専門員（前ページ）

＼ こんなとき助けてもらった！ ／

シークワさん

夫の転勤で医療的ケアのある子どもと引っ越すとき、親身になって動いてくれ、計画書の作成と並行して娘に合ったヘルパー事業所や放課後等デイサービス（放デイ）選びの相談にも乗ってくれました。その後のモニタリングも丁寧で、困りごとにもすぐ対応してくれるのでとても頼りにしています。

# 【 保健師 】

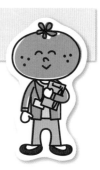

　保健師は、保護者の皆様と一緒に、地域でお子さんの成長・発達を見守っていく地域保健を担う看護職です。自宅での生活を安心・安全に送れるように、関係機関との調整やサービス導入などを一緒に考えていきます。災害時等のネットワークづくりやピアの仲間づくりのお手伝いもしています。お住まいの自治体により、担当する部署が異なりますが、保健所・市区町村の保健センターなどの保健師に声をかけてください。また、地区の担当保健師から連絡することがあると思いますので、状況や心配ごとなどをお話しください。

　入院中から早めに在宅生活を整えましょう。東京都では、「在宅重症心身障害児（者）等訪問事業」が活用できます。重症心身障害児や医療的ケア児の看護に習熟した看護師がご家庭を訪問し、ご家族への技術指導や助言を行い、ご家族が自信をもって日々の子育てやケアができるように支援します。この申請窓口は、保健所や保健センターの保健師です。

　家族の相談も含め、1人で悩まずに、保健師に相談してください。子どもの年齢を問わず、子育てに伴走できるのが保健師です。

## ＼こんなとき助けてもらった！／

ぽんちゃん

> 退院したばかりの頃から定期的に子どもの様子を確認してもらえ、困ったときにひとまず保健師さんに相談できるのが心強かったです。

甘夏さん

> 引っ越すことになったときに、担当保健師さんが転入先の保健師を紹介してくれました。子どもの病気や医療的ケアに合った地域の病院の情報を教えてもらったおかげで、病院・リハビリ先選びがスムーズにでき、安心して引っ越せました。

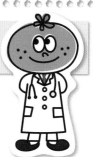

地域にいる専門職

# 【 訪問診療医 】
### （在宅医）

　在宅におけるかかりつけ医として、寝たきりのお子さんや、医療的ケアが多く病院を受診することが困難なお子さんのおうちに訪問して、診察と相談、薬の処方や予防接種、気管カニューレや胃ろうなどの交換、乳児健診などを行います。

　体調不良時には、臨時で往診して、自宅でできる治療もします。外来では把握しきれない普段のお子さんの様子が見られることが強みです。

地域にいる専門職

# 【 児童発達支援センター（福祉型）嘱託医 】

　児童発達支援センターの嘱託医は、通所する子どもたちの健康管理を行います。主に、内科検診や、医療的ケアをともなう重症心身障害児の体調管理です。看護師が行う医療的ケアの相談にのったり指導をしたり、理学療法・作業療法指示書の確認もします。主治医に向けた文書連絡（診療情報提供書の作成）や、家族のニーズに応じた個別医療相談、また、児童発達支援センターという、人が多く集まる施設での医師の務めとして、施設内での感染症予防に対する相談・指示を行うこと、さらに施設内での療育環境において安全に過ごせるよう、施設の職員に対して、通所児童の疾患に関する情報をわかりやすく提供することも大事な仕事です。上記に加えて、医療型の児童発達支援センターで働く医師は診療・治療が可能ですので、薬剤投与なども行っています。

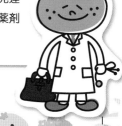

49

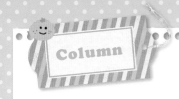
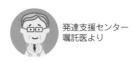
発達支援センター
嘱託医より

# 福祉型の児童発達支援センターの
# 嘱託医と主治医との関係は？

　重複障害を抱えた重症心身障害児は、通常は、大学病院・こども病院・地域中核病院といった大きな病院の主治医のもとに定期的に通院して、医学的管理を行っていることが多いです。自治体が運営する療育施設は"福祉型"の児童発達支援センターであり、みかんぐみさんが通っている児童発達支援センターにも常勤医師はいません。そこに配属される医師は、嘱託医（非常勤で勤務に当たる医師）です。一方で"医療型"の児童発達支援センター（医療機関）は、複数の常勤医師がおり、療育中は随時、医師による診療・治療（薬剤使用など）が可能です。それぞれの特徴を下にまとめました。また、一般的に療育に関わる機会の少ない主治医の場合は、各地域の療育事情を知らないことが多く、療育施設の医師がどんな仕事をするのかをよく把握していないこともあります。

　療育を開始するにあたっては、主治医から嘱託医に向けた診療情報提供書（医師間で行われる医療情報の文書）の提出が必要となります。療育を受けるにあたっては、主治医にお子さんごとに個別の注意事項・制限・緊急時の対応方法などを記載した医療意見書を記載してもらいましょう。また、主治医から療育内容において、具体的な指示があればよいのですが、特に指示のない場合には診療情報提供書をもとに、嘱託医が家族と相談して設定しています。

　また、療育施設内で何か課題があった場合には、嘱託医から主治医に文書を作成して情報提供をすることで、医師同士の緊密な医療と療育の連携を行っています。

| 福祉型児童発達支援センター | 医療型児童発達支援センター |
| --- | --- |
| ●診療所ではないが、医療的ケアは可能（おもに看護師が対応可）<br>●薬剤投与は、主治医からの意見書に従って可能（特別支援学校での対応と同様）<br>●医療相談を行うことはできるが、診療行為ではない（医療カルテはない）<br>●多くの場合、医師は非常勤の嘱託医である<br>●診療所ではないため、診療・治療行為は行えない（医療的ケアの範囲のみ） | ●基本的には診療所と同じ<br>●医療法上に規定されている診療所として必要とされる従業者を配置し、設備を有することが条件となる→診療所では常勤の医師が1名以上必要になる<br>●診療所なので、医療的ケアにとどまらず、医師による診療行為として、治療（処置・処方）や診断書作成が可能 |

地域にいる専門職

# 【 訪問歯科医 】

　口腔ケアはもちろん、レントゲン撮影や虫歯の治療、抜歯なども自宅で行います。歯並びの乱れや口唇・口蓋裂など、お口の中が複雑な状態のお子さんが多いので、ケアする側には独特の難しさがあります。

　また「歯が生えてこない」「歯がグラグラする」「大人の歯に生え変わるの？」などといった、お子さんならではの、永久歯への生え変わりの管理は最も大切なことです。「経口摂取していないからケアはいらない」のではなく、お口はからだの玄関です！　食べるだけではなく、肺炎などを起こさないためにも口腔ケアは欠かせません。また緊張が強く、お口を開けてくれない、頰や唇をかんでしまう、お口が開いたまま、といった症状のお子さんに合った歯ブラシの指導やお口まわりのマッサージ、舌への刺激訓練などの指導も行っています。

＼ こんなとき助けてもらった！ ／

ぼんちゃん

**さまざまなアドバイスをもらえ、移動時間もとられない**

ちょうど乳歯がグラグラしていたときに、訪問歯科の先生にレントゲンを撮っていただきました。
結果、永久歯が問題なく形成されていること、あと数カ月で抜けそうなので歯磨き時に注意深く見ておいてほしいことなど、アドバイスをいただき安心できました。
ただでさえ、小児科などの定期外来やリハビリでの通院などで外出が多いので、移動の時間を取られず、かつ歯科でできることならほぼすべて自宅にいながらできるというのも、訪問歯科の魅力だと思います。

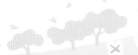

# 【 リハビリに関わる専門職 】

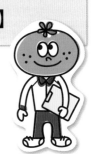

　リハビリテーションとは、何らかの原因（病気・怪我・生まれつきなど）で心身に障害を負った、またはその可能性のある人に対し、豊かに生活できるよう、医学的・教育的・職業的・社会的な各手段を組み合わせて実行する過程をいいます。「リハビリテーション＝指導や訓練」ではありません。具体的には、残された能力を最大限に回復、新たな能力を開発し、自立性を向上させ、積極的な生活への復帰を実現するために行われる一連の働きかけをいいます。

　子どものリハビリテーションは、成長を支援することが一番の目的です。リハビリテーションは、チームアプローチにより総合的に実施していくことが効率的であるとされています。そのチームを構成する職種が、理学療法士・作業療法士・言語聴覚士などです。専門職の支援を受ける方法として、自宅に来てもらう方法や療育施設や病院などに通う方法があります。児童発達支援事業で行っている機関の利用は、住んでいる自治体に申請後、相談支援事業所で「障害児支援利用計画」の作成と支給決定をしてもらう必要があります。

・・・・・・

**理学療法士（PT）**
粗大運動（座る、立つ、歩くなど）の獲得や機能低下の予防を目的に、運動療法や物理療法（温熱、電気などの物理的手段を治療目的に利用するもの）などを用いて、自立した日常生活が送れるよう支援します。子どもの理学療法は、基本的に運動発達の順序に沿って進めます。子どもには、姿勢を保つような活動や自発性を引き出す運動、リラックスさせる姿勢、呼吸を整える動きなどを行います。発達段階に合わせて、補装具などの支援も行います。

**作業療法士（OT）**
日常生活を送る上で必要な機能の獲得や維持を目的に、作業（食事・着替え・入浴などの日常生活を送る上で必要な動作）を介して自立した生活の支援を行います。子どもの場合は、運動機能や認知機能の発達段階に合わせ、必要な作業活動を行います。幅広い場面で上肢機能・粗大運動の向上や摂食嚥下機能の獲得、認知機能の向上、感覚統合機能の向上、自助具・福祉用具の適合、環境調整などを行います。

**言語聴覚士（ST）**
言葉の理解や発声、発音、聞こえなど、言葉を使ったコミュニケーションに課題がある人や、食事を飲み込む機能が損なわれている人に対して、訓練や指導を行います。

※具体的なリハビリの内容は→ p152〜153を参照

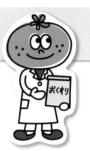

# 【 訪問薬剤師 】

　通院困難なお子さんに対して、定期的にお医者さんが来てくれることを「訪問診療」と言いますが、訪問薬剤師は、そのお医者さんからの処方箋に基づいて調剤し、薬を持って自宅を訪問します。薬局に行かなくても薬剤師が定期的に直接自宅に行くので、薬の内容や体調についての心配事（「保管方法は？」「お薬が飲めない」「チューブに詰まる」「副作用が出ているのでは？」「前のお薬と一緒に飲んでいいの？」「残ってしまったお薬をどうしたらいいの？」などなど……）を、直接相談することができるのが、大きなメリットです。

　気になる体調変化や心配事があれば、必要に応じて薬剤師が医師や看護師と相談し、処方内容を変更することもあります。

　また、薬局で長時間待つこともなくなりますし、薬の在庫が足りない場合に何度も足を運ばなくてすむ点も便利です。ケースバイケースですが、栄養剤や点滴、針やカテーテルなど、重くて運びづらいものを一緒に持って来てくれる場合もあります。

＼ こんなとき助けてもらった！ ／

はっさくさん

### お薬を一包化してもらったり、記名してもらっている

体調不良のときは、薬を取りに行けないので、訪問薬局さんに届けてもらっています。お薬の数が多いので、まとめられるものは一包化してもらいました。毎日のことだけに手間が省けてとても助かります。
ショートステイ先によってはお薬一つひとつに記名をしなくてはいけないので、薬局にお願いして袋に記名してもらうようにしました。朝昼夜のお薬もそれぞれ色分けしてマーキングしてもらっているので、ほかの人に投薬をお願いするときにもわかりやすいです。

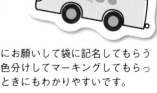

### 近所の薬局に自宅まで持ってきてもらっている

ぽんちゃん

薬局は病院以上に待ち時間が長くうんざりしていましたが、近所に配達してくれる調剤薬局を見つけ、配達してもらうようになってからは待ち時間もなくなりとても楽になりました。2カ月分の薬や栄養剤（かなりの量です！）を家まで運んでくれるので本当に助かります。

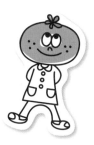

／ こんなこともお願いできるよ！ ＼

### お薬の管理がしやすくなるよう、いろいろな工夫ができる

薬剤師

粉薬がとても多く、体調も変わりやすい子どもたち。「A薬とB薬を混ぜて、C薬を別にしてほしい」など、調剤に関するご要望をいただくことがあります。
ほぼご希望通りに対応することができるので、「管理が楽になった」というお言葉をいただくと、とてもうれしいです。
必要に応じて、飲みかたが同じ薬をホチキスで止めるなど、整理整頓のお手伝いをすることもあります。白い粉薬は中身がわからなくなって、不安になることもあります。一袋ごとに印字したり、マジックで色線を引いたり区別しやすくできるので、ご相談ください。

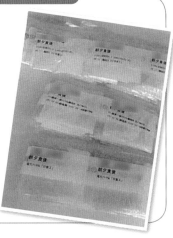

### 困りごとはぜひ相談を！

薬剤師

お子さんが栄養剤を利用していますが、その「匂いが苦手」とおっしゃるお母さん。栄養剤のフレーバーを変えることで、栄養剤の滴下が苦痛でなくなった……ということもありました。

# 医療的ケア児と新型コロナウイルス

　2019 年に中国の武漢市で発生した新型コロナウイルスは、2020 年 3 月からわが国でも感染拡大し、100 万人以上の方が亡くなった米国などに比べ、結果的にはわが国の感染者数、死亡者数ともにかなり低く抑えられたといえます。しかし、新型コロナウイルスが社会に与えた影響は甚大です。医療的ケア児やご家族も感染拡大の期間中、大変な想いをされたと思います。学校が休校になったり、通所施設が休止したり、また、訪問看護や訪問リハビリ、ヘルパーさんなども感染予防のために、訪問を制限したところもあったと思います。また、濃厚接触者になると、通学や通所ができず、訪問系のサービスも休止になることも多く、ご家族だけがケアを担うことになった家庭も少なくなかったと思います。

　ご家族の中に感染者が出ると、家族全員が濃厚接触者になり、外出もできず、外部からの支援も休止になったうえ上に、いつ新型コロナウイルスが発症するかもしれない不安な日々を過ごされたことと思います。特に、主介護者の方、多くはお母さまの場合が多いと思いますが、新型コロナウイルスに感染すると、感染しているかもしれない医療的ケア児を誰がケアするのかという問題がただちに生じ、大変な想いをされたでしょう。また、医療的ケア児のお子さんが感染した場合は、入院治療の手配なども時間を要し、ご家族は相当に不安な想いを持たれたと思います。

　私どもの法人が在宅医療を行っているお子さんで、ご家族にも感染された方は数十名おられました。しかし、幸いにも私たちの法人が診療しているお子さんは、たとえ人工呼吸器を装着していても、亡くなる方はもちろん、重症化された方もほとんどおられませんでした。今、さまざまな治療法もできてきて、検査、診断、治療が整い臨床医の実感としては、新型コロナウイルスへの感染は、それほど怖くはないものではと感じています。

　2022 年の今、日本は夏ですが、南半球は冬で、新型コロナウイルスのパンデミック（世界的流行）の間、ほとんど見みられなかったインフルエンザの感染が数年ぶりに拡大しているようです。これは、いよいよ新型コロナウイルスの一人勝ちによるパンデミックが終わる予兆で、新型コロナウイルスがインフルエンザやＲＳウイルスなどのように、季節性の感染症になる日も近いのではないかと思っています。

医療法人財団はるたか会 理事長　前田浩利

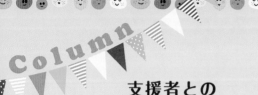

## 支援者との心地よい距離は?

訪問看護師やヘルパーなど支援者が家に入ってくることで、助けられていると思う反面、疲れたり、ストレスを感じた経験をお持ちのお母さんたちも少なくありません。支援者と心地よい距離を保つため、お母さんたちは、どんな心構えでいるのでしょうか?

### 個人的なことは尋ねない

あまり親密になりすぎると、何かあったときに意見しづらくなるので、個人的な話はあまり聞かないようにしています。

### 子育て話ができるママ友のような存在に

前後に予定が入っていたりして、自分が疲れそうだなと思うときは、あらかじめキャンセルするようにしています。最近は、看護師さんのお子さんの話をしたり子育てのヒントをもらいながら楽しく過ごしています。ケアのあるなしに関係なく、子育てはみんな苦労していて奮闘話はためになるし、ママ友のような存在です。相性もあると思いますが、自然体で接するのが一番だと思います。

## 相手に自分のやり方を押し付けない

「せっかく来てもらっているのだからあれもこれもやってほしい」「ケアはわが家のやり方にならってほしい」などと考えると、逆に疲れてしまうことも……。やり方は看護師さんにお任せするようにしています。結果的にそのほうが、看護師さんが得意なことを活かしながら、楽しくかかわってくださっています。

### 少しずつ関係を作っていきましょう

最初はやはりどんな人がきても緊張するもの。時間をかけて相手のことを知っていくことが大切かなと思います。

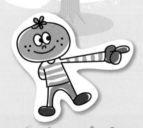

## 面倒かと思っていたら、いまは精神的な支えに!

はじめは他人が家に入ることを面倒に思いましたが、いざ利用してみると皆さん本当によい人ばかりでほっとしました。外に出ることが少なかった自分の話し相手になってくれて、逆に精神的に楽になりました。話したくないときは、別の部屋にいてもいいし、あまり心配はいらないと思います。

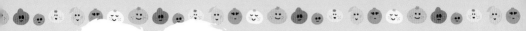

## 相手にお願いしたいことを明確にする

「ベテラン看護師さんには豊富な経験をもとに、今後のアドバイスがほしい」「新人看護師さんなら、娘と友だちのようになってほしい」「ヘルパーさんには上手な入浴方法を一緒に考えてほしい」など、自分がその人に何を期待しているのか自覚することが大事かなと思います。そうすれば、支援者にもお願いしたいことを明確に伝えることができ、「こういうことをして欲しかったのに」「こんなことはして欲しくなかった」というストレスが減ります。

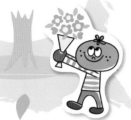

## 正直に話してみる

母親だからといって、いつでも正確に、子どもの気持ちや状態を把握できるという自信はありません。それでも訪問看護師さんに「娘さんのご機嫌は？」と聞かれれば、最初はわからなくても「絶好調ですよ」「いつも通りですよ」などと答えて、自己嫌悪に陥るところもありました。でも、わからないときは「わかりません」と開き直って、看護師さんにお願いできるようになってから、気持ちがぐっと楽になりました。母親が1人で子どもの窓口となるのではなく、支援者にもその役割を担ってもらって共有していこうと考えています。

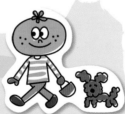

## 完全にお任せしてしまう

初対面のときはそうはいきませんが、信頼できる人だと思えたら、完全に子どもを任せてしまえば、気持ちの負担も少ないのでは、と思います。私は訪問看護師さんが来てくれている間は、子どもから離れて家事をしたり、仮眠をとったり、ゆっくりとお風呂に入ったり、思い切って外出したりしています。疲れもとれるし、子どもを見てもらっているときに、すませたい用事をすべて片付けていますので、ストレスに感じたことはありません。

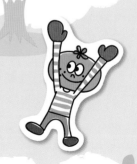

### 割り切って自分の時間をもつ

訪問看護を利用し始めたときは、会話の間がもたず、「何か話をしなくちゃ」と話題を無理やり探したりして疲れたこともありました。今は、無理に話そうとせず、お願いしたいことを伝えた後は、自分のやりたいことをさせてもらっています。

## 出かけることが不安です。
## 自宅でも受診できる方法はありますか?

### Dr. オレンジより

　　　自宅まで訪問診療してくれる病院や診療所があるかを探してみましょう。入院中であれば、病院の担当医やソーシャルワーカーに聞いてみます。すでにおうちで暮らしている場合には、保健師さんや訪問看護師さんにも聞いてみてもよいと思います。大人の訪問診療は充実してきたのですが、障害のある子どもを訪問診療してくれる医師はまだまだ少ないのが現状です。しかし大人が専門でも、子どもも診たいと思っている熱心な医師も増えていますので、近所にいない場合でもあきらめずに探してみましょう。

　医師が訪問する場合は、病院と違って、血液検査をしてもすぐに結果が出なかったり、レントゲンなどの検査もできないので、素早い対応が必要な場合には病院受診をすすめます。在宅医療は、訪問診療医だけでは成り立たないので、訪問看護師さん、ヘルパーさん、保健師さん、相談支援専門員、かかりつけ病院、医療機器の業者さんなどと連携をとっています。

### 医師が訪問するケース

> **定期訪問**　　　前もって決められた日に訪問して、診察、お薬の処方、気管カニューレや胃ろうの交換、呼吸状態、栄養、体の緊張やてんかん発作の具合などを見てもらいます。乳児健診や予防接種もできます。訪問診療で管理料を算定していれば、気管切開カニューレ、吸引チューブ、栄養物品などを訪問時に支給するので、家族は病院受診時に大きな荷物を持って帰る必要がなくなります。かかりつけ病院の主治医と連携して、いろいろな調整をしていきます。

> **臨時往診**　　　調子の悪いときには臨時で往診して、診察、お薬の処方、病院を受診するタイミングなどを相談できます。訪問医によりますが、自宅で点

滴や呼吸器の調整までする場合もあります。入院が必要な場合には、かかりつけ病院に連絡して、スムーズに受け入れられるようにします。

\ ご家族から /

はっさくさん

**いろいろな職種の人に聞いてみる**

訪問診療をお願いするようになったのは、在宅生活を始めてから3年目です。探す際には、保健師さんに訪問医情報を聞いたり、区の医師会からリストをもらって直接病院に電話を掛けたりもしましたが、小児（特に重症児）を扱ってくれるところが見つかりませんでした。ただ、通園先の看護師さんから、近所の総合病院が小児の訪問診療を始めるとの情報を得たので、問い合わせたところ訪問診療を受けられるようになりました。あきらめないで、いろいろな人に聞いてみるとよいかもしれません。

自宅で診察を受けると、病院の外来では気が引けて医師に確認しづらかったことも聞くことができます。胃ろうのボタンの交換も自宅で行ってもらえるようになり、負担が大幅に減りました。何より、近くなので、往診をお願いした際には、すぐに対応してもらえます。

医師が来られないときは、訪問看護師さんを派遣してくれて、医師と情報を共有、連携してもらえるので、ちょっとした体調不良時にも大学病院まで行かなくてよくなり（通院自体が負担になる場合があるので）、子どもの体調が悪化することが減りました。

ぼんちゃん

**利用しないという選択も**

退院当初は訪問医という存在も知らず、その後利用の検討もしましたが、在宅生活が始まると徐々に子どもの体調把握が上手になって、病院受診してしまったほうが早い！　という判断もできるようになったため、わが家は特にお願いしていません。

レモンさん

**きょうだいのかかりつけ医が自宅に来て対応してくれる**

きょうだいのかかりつけ医が、予防接種のみ自宅に来て対応してくださいます。もともと訪問診療はしていない町のお医者さんですが、わが家の事情を相談したところ、対応していただけました。不安も多いとは思いますが、いろいろな人に相談してみると思わぬところに解決策への道があると思いますよ。

\ 専門職から /

訪問医

**外来より得られる情報が多いと感じる**

おうちの中でお子さんの普段の様子を見られると、外来時には見られない表情や発達具合が把握できて、外来よりずっと得られる情報が多いです。訪問医から、それぞれの生活に沿ったアドバイスができるようにと思っています。

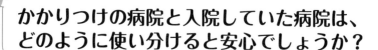

## Q<sub>uestion 2</sub> かかりつけの病院と入院していた病院は、どのように使い分けると安心でしょうか？

**A**<sub>nswer</sub> Dr. オレンジより

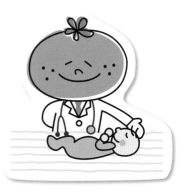

入院していた病院が、自宅から遠く、片道1～2時間ということもあるでしょう。救急車で搬送するぐらいの急変時に、遠くの病院に連れていくことは、お子さんへの負担が大きく、治療開始が間に合わないこともあるため、救急隊から近くの救急病院への搬送を要請されます。

また、専門的なフォローは、大きな病院の受診が必要ですが、日常の体調管理や健診、予防接種、体調不良時の対応のために、自宅近くの病院や診療所を紹介しておいてもらいましょう。

体調不良で入院が必要な場合、入院していた病院やかかりつけ病院に受診しても、ベッドがいっぱいで入院できないこともありますので、入院候補となる病院も事前に探しておきましょう。病院によってはご家族の付き添いが必要な所もあります。付き添い入院は、きょうだいがいるか、祖父母のサポートが受けられるかなど、家族構成によっては難しいこともあるため、入院候補病院を探す際に、事前に確認が必要です。

受診や入院をする可能性のある病院や診療所には、入院していた病院から、これまでの経過をまとめた紹介状を書いておいてもらうことが必要です。また、緊急時のみ受診予定という場合でも、事前にご家族だけでも、紹介状を持って一度受診をしておくことをおすすめします。病院側もお子さんの様子が把握できますし、ご家族も病院の場所や雰囲気がわかって、お互い安心できます。診察券とカルテが作成されていると、いざ受診というときに、スムーズに対応をしてもらえます。

大きくなるにつれて、ショートステイする病院や療育センターなど（→p94）、治療入院していた病院とは異なる場所に行くことも増えてきます。慣れない場所へ行き、初めてのスタッフに会うことで、お子さんもご家族も戸惑うこともあるかと思いますが、勇気を持って顔を出してみましょう。

入院中の担当医や外来フォローの担当医が、あるとき突然、他の病院に異動したり、定年退職してしまうこともよくあります。ご家族も担当医も同じように年を取るので、お子さんの生涯を1人でずっと見守り続けることはできないのです。いろいろな人がお子さんをサポートできるようにしておくことが大切です。

## ご家族から

ぼんちゃん

### 近所の小児科に紹介状を書いてもらう

退院した後に、予防接種の公費助成は同じ区内の病院であれば受けられるとわかったため、かかりつけの大学病院で近所の小児科医に紹介状を書いてもらいました。それをきっかけに、その後も、風邪や感染症などの症状は、その小児科医を受診しています。

レモンさん

### 入院していた病院に相談する

重い病気の子どもを見てくれる地域の医院というのは、そう多くないと思いますので、入院していた病院に相談してみるのが一番よいかもしれません。訪問看護師さんや病院のソーシャルワーカーさんも、地域のどこにそういったお医者さんがいるか、よくご存じです。

はっさくさん

### 症状によって使い分けている

入院していた大学病院が家からそんなに遠くなかったので、かかりつけ医を探す必要性がありませんでした。ただ、訪問診療を受けるようになってからは、実質的に、訪問医が体調管理や予防接種、急な体調不良時の対応など、かかりつけ医のような役目を担ってくださっています。大学病院では、てんかん薬の調整や検査入院などをお願いしています。

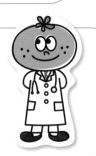

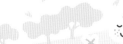

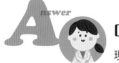

予防接種のスケジュールに違いは
ありますか？　自宅で受けられますか？

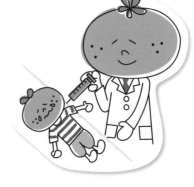

**Dr. オレンジより**

　現在の予防接種は、種類も多く、接種間隔も複雑なため、接種スケジュールを理解することは、かなり困難です。特に、生まれた後に長期入院していた場合には、治療が優先で予防接種が遅れていることがあります。退院後の予防接種については、予防接種を受ける病院や診療所にスケジュールを組んでもらいましょう。

　早産児は、出産予定日ではなく、生まれた日から計算した月齢で予防接種が受けられます。生後いつから予防接種を始めるかによって、投与回数が変わるワクチンもあります。

　てんかん・血液腫瘍・腎臓病のある子や、ステロイド・輸血・免疫グロブリンなどを投与している場合には、予防接種のスケジュールの変更が必要なこともあるので、担当医に確認しましょう。また、手術の前後の予防接種もスケジュール調整が必要なことがあるので、主治医に確認してください。

　訪問診療を受ける場合には、自宅でも予防接種が可能です。予防接種には、2つあります。定期接種は接種が望ましい重要度が高いもので、規定の期間内であれば無料で受けられます。任意接種は希望者のみ接種するもので自費になります。自治体によって公費助成があることもあります。

　定期接種の場合でも、接種する病院や診療所が遠方で、自宅住所のある自治体と病院や診療所のある自治体が異なる場合には、有料になってしまうこともあるので確認が必要です。

　早産で生まれたお子さん、呼吸障害や心臓の病気があるお子さんの場合、RS ウイルスが流行する秋から春にかけて、RS ウイルス予防のための注射（シナジス®）の接種が必要です。月1回の筋肉注射で体重に応じて投与する量が

増えていきます。高価な薬剤なので、接種できるお子さんや年齢が限られていますが、RSウイルス感染は、呼吸状態の悪化、その後の長引く喘息症状につながるので、予防対象になっている場合には接種することを強くすすめます。

\ ご家族から /

はっさくさん

**退院時に自宅近くの小児科を紹介してもらう**

うちの子のように、脳疾患があると、地域の小児科では予防接種を引き受けてもらえないこともあります。退院するときに主治医に自宅近くの小児科を紹介してもらえるようにお願いするとよいかもしれません。

訪問診療を受けるようになってから、予防接種を自宅で受けられるようになりました。感染症のはやる時期に子どもを病院に連れていきたくないので、自宅で受けられるのは助かります。きょうだいの予防接種も一緒にお願いしています。

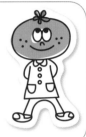

レモンさん

**きょうだいも親も一緒に自宅で!**

きょうだいがいると、自宅で訪問医さんに接種してもらうのが一番ラクです! 親も一緒に接種してもらっています。

デコポンさん

**シナジス®以外は近所の小児科で**

重い心臓疾患があり、根治手術（心臓を正常な状態に戻す手術）が終わっていない状態で退院するときに、シナジス®以外の予防接種はなるべく自宅近くの小児科で打ってもらうようにといわれました。ただ、心臓疾患があることで引き受けてくれる病院がないかもしれないから、そのときはこちら（大学病院）で打ちますと言われていたので、恐る恐る近くの小児科に電話してみましたが、快く引き受けてもらえました。

病気の感染なども心配でしたが、待合室も毎回別室に通していただいたりと配慮してもらえました。風邪などのときも診ていただいています。お子さんの状態次第では近所の小児科でも引き受けてもらえるかもしれませんよ。

\ 専門職から /

訪問看護師

シナジス®は近医や往診医でも打てます。予防接種は手術前・入院前など避けるべきタイミングもあるので医師と相談して接種しましょう。

口から食べていませんが、歯科検診は
定期的にしたほうがよいのですか？

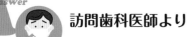

### 訪問歯科医師より

歯科は歯だけではなく、お口の機能（舌や口唇、頬など）向上のための訓練や摂食の指導もしています。

経口摂取をしていない、呼吸器をつけているなど重症児の場合、❶お口が開いたままで唇や舌が乾燥している、❷ほとんどアゴや舌を動かさない、❸おしゃべりや経口摂取ができない、などの状態は唾液が溜まることはあっても、口全体に唾液が回らないので粘膜のむけたカス（お口の中の垢のようなもの）などが溜まってしまい、細菌が増える状況を作りやすいのです。そして溜まったものが歯石となってしまいます。歯石がついたままでいると、菌が歯肉の中にまで入り込み出血しやすくなったり、口臭の原因にもなります。歯石は歯ブラシではとれないので、定期的に歯科でとってもらうというプロのケアと、歯石がつかないようにブラッシングするといったホームケアの2本立てで行うケアが必要です。重症児は、抗けいれん薬などの副作用で歯肉が腫れやすいと言われますが、口腔ケアを行うことで予防ができます。

ホームケアでは、お口の中を清潔に保つだけではなく唇や頬の内側、歯肉、舌などのマッサージにより緊張をゆるめることや刺激も大切です。アゴの骨の成長や永久歯の生え変わりのためには噛んだり、舌を動かすことの刺激が必要なのですが、その手助けにもなるので歯科ではお口まわりのマッサージ指導もしています（次ページ図）。

また、このような口腔ケアのほかに、小児の場合は、永久歯への生え変わりの管理がとても重要です。口蓋裂・口唇裂などの影響もあり歯並びも複雑になりやすく、頬の内側の粘膜や舌を傷つけてしまって出血してしまうことも多いのです。そのような場合には、歯の先端（とがっている部分）を少し削って丸める方法やマウスピースなどを作ることもあります。残念ながら小児科の先生は歯医者ではありませんから、そのような状況や生え変わりの時期、抜歯のタイミングなどはわからないことが多いようです。「ショートステイに行くけど、グラグラの歯があって心配」「乳歯が抜けないうちに永久歯が生えてきてしまった」「欠けた乳歯が残っている」「歯が出ている途中でとまっている」「永久歯

はあるの？」などの心配に対して、レントゲン撮影や抜歯、簡単な外科処置が訪問診療で行えます（注：抜歯などは事前に主治医に相談の上行います）。また、こうした処置がストレスなく受けられるように、日頃から定期的に歯科を受診して歯科診療に慣れること、正しいケア方法を学ぶことが大切だと思います。

## 【 バンゲード法 】

頬の緊張をとるために、両手でやさしくマッサージします

唇をつまんでから、水平方向に縮めて離す動作を繰り返します。唇の周りの筋肉を柔らかくし、緊張をほぐすように動かしましょう

親指で上唇を鼻の方へ向かって押し上げます。同様にして、下唇も顎に向かって押し下げます。これを繰り返します

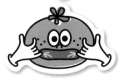

後ろから抱きかかえるようにして、口角（口の両わき）の内側に小指を入れます。口角に小指をかけ、左右の頬を内側から外側に向かって引っ張ります

※回数に決まりはありませんが、食直前に1日2〜3回、5〜10分を超えない程度に行うのがベストです。

かごしま子ども在宅療養ナビ そよかぜ. バンゲード法（筋刺激訓練法）.
https://www.soyokaze-kagoshima.jp/care-info/medical-care/691/ を参考に作成.

＼ 専門職から ／

訪問看護師

感覚過敏のお子さんは拒否が強いので、遊びの中に取り入れるとスムーズに行えることが多いです！

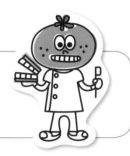

ご家族から

**定期的に受診している**

うちの子は、とにかく口を開けてくれず、歯磨き
をさせてくれないので、定期的に歯科で歯石を
とってもらっています。歯の生え方など、気にな
る点も相談できています。

ぽんちゃん

**自治体の障害者歯科診療に通っている**

訪問ではないのですが、自治体が行っている障害者歯科診療に通っています。
定期的に診察を受けていると、障害のある子特有の問題点なども教えてもら
えます。また、同じところで摂食指導も行っているので、通園先の言語聴覚
士（ST）の方とも治療内容や指導内容について意見交換してくれています。
通園先では、STさんから
指導を受けて、保育士さん
たちが口腔ケアを行ってく
れます。専門職の方々が連
携して指導してくださる
と、指導を受ける子どもも
親も混乱しないですむので
助かります。

はっさくさん

> **障害者・障害児歯科診療口腔保健
> （歯科）センター**
>
> 地域の歯科医師会や自治体が、障害者・障害児歯科
> 診療を行っています。障害者歯科を専門とした歯科
> 医師に診てもらえます。公益社団法人日本障害者歯
> 科学会のホームページ（http://www.kokuhoken.
> or.jp/jsdh-hp/html/wp2/?page_id=694）に、全
> 国のセンターがどこにあるのか、紹介されています。

## 小児の歯でよくある相談

①生後間もないお子さんやまだ乳歯が生える時期でないのに歯ぐきに歯のよう
　な白いものがあるといった相談が寄せられます。
　「上皮真珠」「魔歯」といったもので、自然に消退するケースと除去が必要な
　ケースがあります。専門医（歯科）に診てもらう必要があります。
②上記と同様に歯の色（茶色や緑色）や形がおかしいという相談もあります。
　処置が必要になることはほとんどありませんが、気になる場合は歯科でみて
　もらいましょう。
③歯並びが悪く、頬や舌を傷つけてしまう場合やケアができない歯に対して全
　身麻酔下で（他のオペがあれば同時に）抜歯を進めることも多くなってきて
　いるようです。もちろん訪問歯科でも抜歯できる範囲は対応しています。

※一般的な小児にも同様にみられます。歯並びについては「歯列矯正」
　がすすめられます。上皮真珠や歯の変色等は大差なくあります。

# Question 5

## どんなときに自宅まで薬を持ってきてもらえるのですか？

## Answer

### 薬剤師より

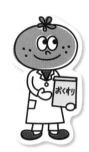

薬局に行くことが大変な場合、まずはお医者さんにご相談ください。お医者さんが必要だと思われた場合、薬剤師が指示を受け、薬を持って訪問することができます。定期的に処方される薬以外にも、急な体調不良時、休日・夜間、初めての薬を飲み始めるタイミング……など、薬にまつわる不安はいろいろあると思います。

薬剤師が初めて訪問するときは、事前にお医者さんから普段飲んでいる薬や、その子の体調についての情報をいただいて、準備することが多いです。初めてのときは、薬局に在庫がなかったり、調剤に時間がかかったりすることもありますが、ほとんどの場合、何とかご用意できますのでご安心ください。

薬以外の消毒剤や加湿用の注射用水なども、ご家族が運ぶのは大変なので、病院と話し合って、薬局から薬と一緒にお届けできるようにしているケースもあります。病院や薬局に相談してみてください。とにかく「こんな風だったら便利なのにな」と思うことがあれば、遠慮なく薬局にご相談いただきたい！というのが薬剤師の気持ちです。

私たち薬剤師は、いつも「どんな子がこのお薬を飲んでいるんだろう」と気にかけています。私たちがご自宅に訪問して、お子さんに直接お目にかかり、お子さんの状態や薬の投与経路を知ることによって、より良い剤形を選択できたり、薬がうまく飲めない原因を考えたり、混ぜると効果が落ちる薬の組み合わせを発見したり、初めてのお薬がうまく効いているかどうかをお医者さんや看護師さんと一緒に考えたりすることもできます。

また、重症な子の調剤は特殊なものが多いので、病院や薬局によっては急な対応が困難なこともあります。もしものときでも、いつものお医者さん、看護師さん、薬剤師がいることは、安心につながると思います。

薬をお渡しするだけでなく、お子さんの「今とこれから」を考えて、私たちの得意分野を活かして関わっていけたらいいなと思っています。

ご家族から

### 近所の薬局にお願いしている

ぽんちゃん

退院したばかりのときは、病院前の薬局で処方してもらっていましたが、待ち時間が病院以上に長くてうんざりしていました。そこで、訪問看護師さんに薬を配達してくれるところがある、ということを教えていただき、自分で探して近所の薬局にお願いしています。

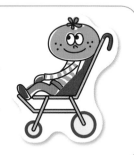

はっさくさん

基本的に体調不良などで、薬を取りにいけないとき以外は、訪問薬局をあえてお願いしていません。というのは、近所の方々に子どもの存在を知ってもらうためです。訪問してもらうばかりだと、子どもが地域に出る機会も減ってしまうので、子どもの調子が良ければ、近くのかかりつけ薬局には子どもと一緒に薬を受け取りにいきます。そうすることで、薬局の方にも子どものことを知ってもらえるような気がしています。

専門職から

### 直接、薬局に相談する

薬剤師

大学病院に通院しながらの在宅は、訪問診療がつかないケースもあります。そうすると、薬局が訪問してくれるサービスをお医者さんが知らない場合があり、利用し損ねてしまう……。お医者さんが知らなかったとしても、薬局にご相談いただければ、薬局からお医者さんに事情を説明して訪問薬剤を開始する場合もあります。

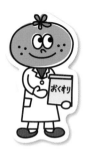

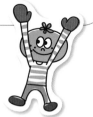

## 薬剤師に伝えてほしい！ こんなこと

子どもたちは個性がさまざま！　その子によって配慮すべきことが違うので、下記のようなことを、訪問薬剤師に事前に伝えておいていただけると連携がとてもスムーズです。お子さんにもご家族にも負担の少ない方法を一緒に考えていくので、折にふれご様子を伝えてくださると、とても助かります。

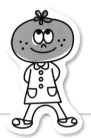

- お薬は、どこから？
  お口からか、チューブ経由か？
- 使っているチューブは、太め or 細め？
  胃ろうか、経鼻か？
- うちの子の「元気」の目安を教えて！
  普段の体重、心拍や体温やサチュレーションなど、
  元気の指標になるものって？
- 気になっていることは、ありますか？
  肺炎になりやすい・肌荒れしやすい・下痢や便秘がち・
  けいれん発作がある……など。
- 扱いに困るお薬は？
  出しにくい、こぼれやすい、持ち歩きしにくい、
  使うとき嫌がる（心拍上昇や涙など）……など。
- 学校やデイサービスでのお薬は、どうしている？
  ショートステイやデイサービスでは、予備薬が必要なことも。
  いつの間にか古くなっていた！　とか、処方が変わったときに
  交換しなかった！など。
  いざというときのお薬について。
- 他の人にケアしてもらうとき、どうしている？
  学校やデイサービスで、栄養剤や頓服薬を注入してもらえる？

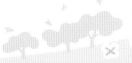

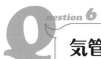

## 気管切開や胃ろう造設の手術を
## 受けるべきか悩みます。

### Dr. オレンジより

それぞれの手術の必要性、またメリット・デメリットを主治医から、納得いくまでよく聞いて判断しましょう。入院中、お子さんの呼吸が不安定なときには、口から気管の中に呼吸のチューブが入っています。呼吸のチューブを正しい位置に入れること（挿管）はとても難しく、抜けないように、抱っこや入浴には注意が必要です。この状態では退院できません。

呼吸のチューブが長期で必要になる場合、あるいは抜管できても呼吸状態が不安定な場合には、気管切開をして、首の穴から気管カニューレを入れる手術をします。

### 単純気管切開

気管から痰を吸引すること、定期的なカニューレ交換が必要です。カニューレが抜けたときには、家族がカニューレを再挿入できるように練習します。スピーチバルブなどを使用して、吐いた息（呼気）が声帯を通ると声が出ます。また、口からミルクを飲む練習ができる場合もあります。単純気管切開の場合には、将来、呼吸状態が安定すれば、気管切開を閉じられる可能性があります。

単純気管切開

### 喉頭気管分離

よだれやミルクが肺に入って、誤嚥性肺炎を繰り返す場合には、喉頭気管分離をすすめられることもあります。

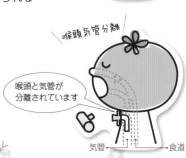

喉頭気管分離

喉頭と気管が
分離されています

気管　　　食道

□鼻と気管が分離されるため、誤嚥の心配はなくなりますが、食べられるかどうかは、もともとの嚥下機能によります。呼気が声帯を通ることがないので、声は出なくなります。

\ ご家族から /

【 気管切開の手術 】

レモンさん

**自宅に帰ることが目標だったので受けた**

気管切開は、体を傷つける、声が出なくなるなどのデメリットがありますが、うちの子の場合は人工呼吸器を着けないと退院できないと言われていました。「自宅に帰る」ことが目標だったため、迷わず気管切開を選択しました。

甘夏さん

気管切開の手術は生後3カ月時に行いましたが、家に帰るなら（挿管ではダメなので）気管切開するしかないと医師から言われました。当時は、手術をすることが良いのか悪いのか、それほど悩むことなくOKを出しました。子どもの生活や私たちのケアへの不安はそれほどなく、家に帰るためならば仕方ないという気持ちが大きかったです。

ぼんちゃん

**本人が生活全般を楽しめるようになることにメリットを感じた**

さまざまな処置や手術は、究極の選択の連続でした。親であれば愛しいわが子にメスが入る、痛い思いをさせることは避けたいと思うのが当然です。それでも、それをすることによるメリットが当然あるので、お医者さんから納得いくまで話を聞き、家族と相談して決めていきました。
スピーチカニューレを使えば声も出せる可能性があること、たまたま同時期に入院していたお子さんで、気管切開しながらも声を出していた様子を目にしたこと、世の中に気管切開していても歌を歌っている方がいることを知ったことも不安を和らげてくれました。もちろん呼吸が楽になることで、生活全般を本人が楽しめるようになるということは最大のメリットだと感じました。
とはいえ、私たちも悩んで決断してきました。その悩みはとても苦しいものでした。でも今は、成長とともに表情も豊かになってきて安定した暮らしを送っている子どもを見て、よかったのではないかと思えます。

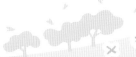

### 胃ろう

　栄養のチューブは定期的な交換が必要です。経鼻チューブは、成長とともに挿入が難しくなることが多くあります。経鼻チューブがなくなることで、呼吸が楽になり、顔のテープ固定も不要となるため、経管栄養が長期に必要になる場合には、胃ろうの手術がすすめられます。胃の内容物が食道や口まで逆流して、嘔吐や食道炎を繰り返す胃食道逆流症がある場合には、胃の入り口を狭くして、逆流しにくくする、ニッセン手術（噴門形成術）を同時にすることもあります。胃ろうにするとミキサー食の注入が可能になり、栄養状態も改善します。

## 【 胃ろう造設の手術 】

はっさくさん

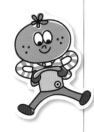

#### 栄養摂取以外のことをする余裕ができた

　1歳のときに胃ろう造設を医師から提案されました。それまでは粉ミルクを経鼻チューブと哺乳瓶で与えていましたが、やはり栄養摂取に時間がかかること（経口哺乳だと1時間）、飲ませても逆流が多くすぐに吐いてしまうこと、栄養不足から体力が低下し、すぐに感染症にかかっていたこと、誤嚥性肺炎が多かったことなどの理由により、胃ろう造設とニッセン手術をすすめられました。
　悩みましたが、逆流検査結果やＣＴなどを見せていただくと、納得せざるを得なくて、「今まで無理させていたんだね。ごめんね」と子どもに申し訳なく思いました。
　胃ろうをつくった結果は、非常によかったです。栄養摂取だけにエネルギーをとられて、他のことをする余裕がなかった子どもがよく笑うようになりました。ケアする親も注入時間が短くなり、嘔吐や誤嚥がなくなったので生活に余裕ができました。その結果、いろいろなところに外出したり、新しいことにチャレンジすることができるようになりました。

※一時的に胃ろうをつけても、成長につれて経口で食べられるようになり胃ろうがなくなる子も多いです。

甘夏さん

#### 経口摂取の練習をする時間ができた

　胃ろうは1歳6カ月のときに手術しました。もともと、チューブ交換の際に腹圧でなかなか交換がしづらくなっていたり、リハビリの際に邪魔だったりしていたので、なければないほうが良いと思っていました。胃の逆流が激しかったので、栄養注入する際にはいつも逆流による嘔吐を気にしなければなりませんでした。嘔吐物を誤嚥することも心配です。注入の体勢を工夫するなどしても改善されず、特に外出の際の注入はとても怖かったです。
　胃ろう造設の術後に逆流がさらに激しくなってしまったので、噴門形成術を行い（一般的には、同時に手術することが多いです）、その恐れは全くなくなりました。ミキサー食を胃ろうから注入できますので、栄養剤だけではない食事を摂取でき、便の状態が変わったり、子ども自身の体力もついた気がします。
　また、必要な栄養は胃ろうから摂った上で、経口摂取の練習ものんびりできます。

バレンシアさん

**経鼻チューブの苦痛をなくしてあげられた**

うちは逆流がひどく、胃酸で食道が荒れてしまう状況にまでになっていたので、胃ろう造設を選択しました。併せて逆流防止のニッセン手術もしましたが、嘔吐したいのに吐いてスッキリできないのも可哀相だなと見ていて思うこともあります。

ただ、成長に伴い骨格が変化して、経鼻チューブがなかなか入らず、苦しい思いをさせていたので、それがなくなったのはよかったと思っています。

## 手術を決めた理由

甘夏さん

子どもは気管切開を受けた後、2歳3カ月のときに喉頭気管分離の手術を受けました。このときの手術選択は、とても悩みました。通常の気管切開ならば成長に伴って穴を塞ぐ可能性も期待できます。しかし、喉頭気管分離では内部の構造を変えてしまうため、一生喉に開けた穴から呼吸することになります。

ただ、その話が出たころは、唾液の気管への垂れ込み（誤嚥）によって親子ともども、吸引で精一杯の生活でした。訪問看護師さんにも相談したときの「手術する意味はあると思う」との言葉にも背中を押されました。子どもも呼吸するだけの人生ではなくもっといろいろな経験をさせてあげたい（QOLを上げたい）という思いが強くなっていました。

また、家のように1対1のケアができる状況にいつも居られるとは限りません。親ならば自分が倒れるまでケアできるけれども、この子を看るのは親だけではできない、他の方の力を借りながら生きて行く以上、もっとケアしてもらいやすい体になっておくことも必要だと思いました。そうでないと、（誤嚥性）肺炎と常に隣り合わせで、それこそ命を縮めることになる、と感じて手術を決めました。

結果、生活は劇的に変わり、親子ともにとても過ごしやすくなりました。今のところ大きなトラブルもないので、気管切開していることでできないこと（プールに気軽に入れない、うつ伏せに気を遣うなど）はありますが、日常の管理は本当に楽になりました。

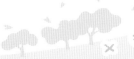

## 苦痛や不快を和らげるには、どんな工夫ができますか？

### 発達支援センター嘱託医より

重症心身障害児における痛みの特徴は、❶自分で痛みを訴えられない、❷痛みが生じても自ら回避できない、❸痛みに対する反応自体が弱い、❹痛みに伴う症状がさらに身体の症状を招いて悪循環となる、などです。重症心身障害児の痛みの表し方には、下表のようなものが挙げられます。

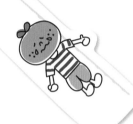

■ 重症心身障害児の痛みの表出方法

| ・身体の震え | ・不快な表情 |
| --- | --- |
| ・苦痛様の表情 | ・持続する不機嫌 |
| ・夜間不眠 | ・睡眠覚醒パターンの崩れ |
| ・泣く | ・体動の変化 　　など |

そして、それを表す身体症状は、脈拍の変化、呼吸数の変化、筋緊張の亢進（体がかたくなる）、動脈血酸素飽和度低下（SpO$_2$ が下がる）、食欲不振、発熱、顔面紅潮、限られた体の場所の腫脹（はれ）・発赤・熱感、腹部膨満感（お腹の張り）の増強、発汗、分泌物の増加などで確認することができます。

### 対応の基本

子どもたちの苦痛や痛みへの対応の基本は、「苦痛を取り除く」≒「心地よい状態に保つ」と考えることです。医療者が具体的な痛みに対するケアを行う場合は、痛みの場所や程度・要因を探した上で、呼吸を楽にするような姿勢をとったり、精神的な充足により緊張をやわらげたり、誤嚥を防ぐため適切な経口摂取介助を行ったりします。ほかにも睡眠・覚醒リズムを整える、てんかん発作に対する治療、体温管理、続く痛みへの冷温罨法の使用、情動的な快刺激（優しい声かけ、あやし、抱っこ、タッチング）などがあります。

痛みへの反応から引き起こされる筋肉の緊張に対しては、理学療法士と協働して痛みを緩和させる対応を行い、また主治医と相談の上で筋緊張緩和薬の使用も苦痛を取り除く上で有効です。

## 日ごろの観察が大事

「好きな刺激なのにどうしたのか」「いつもと様子が違うが、何が嫌なのだろう」と、医療者もご家族も観察力を高めることで、苦痛を早く発見することができます。その一方で、単に対症的に苦痛を緩和することが望ましくない場合もあります。たとえば、微熱・食欲不振・姿勢変化に伴う苦しそうな表情および局所の熱感の身体症状などから、遅れて"骨折"が判明したケースもあるからです。

日ごろの様子とどのように異なるのかの観察が大事です。「普段と違う」を見つけたり、対応しても解決できない痛みや説明できない身体症状が見られた際には、早めに訪問看護師あるいは主治医に相談することをおすすめします。

\ 専門職から /

訪問看護師

抱っこやタッチングなど、スキンシップをとると落ち着く子も多いです。

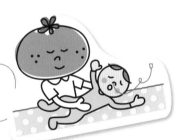

\ ご家族から /

ぽんちゃん

### 元気なときとつらいときをしっかり把握しておく

うちの子は声に出して訴えることも、体を動かすこともできないため、親をはじめ周りが「異変」を察知してあげることがとても重要です。
パルスオキシメータを夜間はつけていますが、朝起きたときの$SpO_2$や心拍数などがいつもと違う、痰がいつもより固い、鼻水や唾液の量が多い・少ないなど元気なときの状態との違いをしっかり把握しておくことは必須ですね。
このあたりは、自分だけではなくケアに来てくださる訪問看護師さんやヘルパーさんにも情報を共有しておき、ケア時にちょっとでも「違うな」と思うことがあれば報告をしていただくようにしています。
また、その子なりのちょっとした表情の変化は必ずあります。以前、骨折してしまったことがありますが、普段と違って顔を真っ赤にして目を見開き、汗がどんどん出てきたので、急いでモニターにて計測しました。
心拍数の上昇と、冷や汗、患部に触れたときの眉間のゆがみなどを総合的に判断して「何か起きた」と考えて、病院へ連れて行きました。

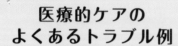

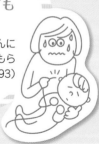

## 経鼻栄養チューブが抜けた！いくらやっても入らない！

⇒訪問看護師さんに連絡して入れてもらいました。(→ p193)

## 医療的ケアのよくあるトラブル例

在宅で医療的ケアを行っていると、
さまざまなトラブルに遭遇します。
トラブルが起こったときに慌てないですむように、
準備や対処方法を考えておきましょう。

### 胃に入れるはずのチューブが口から出てきた！

⇒入れる手技に慣れていないうちは失敗もたくさんあります。肺や十二指腸に入ることもあるので、まずは専門家に相談しましょう。

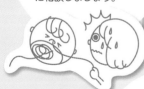

### 胃ろうが抜けそうに！

⇒胃ろうボタンを固定するバルーンから水が漏れてしぼみ、胃ろうボタンが抜けそうになってしまいました。急いで胃ろうボタンをガーゼとテープでおさえて、訪問看護師さんに電話。翌日、お医者さんに交換してもらうまでの間は、2時間おきにバルーンの水を入れ替えながらボタンが抜けないように気をつけましたが、夜は気が気ではありませんでした。

(→ p193)

### チューブを固定するテープによる肌荒れ

⇒貼る場所を次々替えたり、お肌に優しいテープを探して対応しました。

### 胃ろうから注入物が逆流！

⇒お腹の動きがよくないのかも。便秘であれば、うんちを出してあげましょう。黒や緑色の胃残（→p78参照）は注入をやめて、お医者さんか看護師さんに連絡しましょう。

### 医療機器の故障！
### バッテリー切れ！

⇒業者さんの緊急連絡先をよく確認しておきましょう。自発呼吸が弱いお子さんの場合、緊急時や呼吸器が故障したときのために、アンビューバッグ®（手で押して空気を送る道具）を使えるように練習しましょう。また、吸引器は予備にもう1台あると安心！　手動のものもあるので、停電時なども想定して用意しておきましょう。

### モニターが
### 止まってしまった！

⇒ある夜、いきなりサチュレーションモニターが停止！　センサーやコードを変えても、ちっとも動きません。慌てて業者さんに電話して、夜中でしたが電話がつながり、翌日に代替器を送ってもらえることになりました。その夜はしょっちゅう子どもの呼吸音を確認して、ほとんど眠れませんでした。

### 注入するものを
### 間違えた

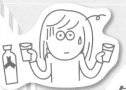

⇒経管チューブに注入する白湯とサイダーを間違えるなど、本当にあった話です。注入前に必ずよく確認しましょう。

### 気管カニューレが
### はずれた！

⇒すばやく再挿入しましょう。挿入できない場合は、お医者さんか訪問看護師さんにすぐ連絡しましょう。一刻を争う場合はためらわず救急車を！
（→ p193）

### 必要な道具を
### 忘れた！

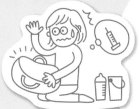

⇒外出時、医療的ケア児はとにかく忘れてはいけないものがいっぱいあるので、チェックリストを作るなどして忘れ物に注意します。（→p79）

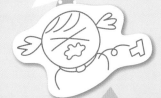

# 3 子どもと家族の安心な生活を整える Q&A

Question 1

## 車での外出の際、気をつけているのはどんなことですか?

### Answer

**Point 1** 必要なものリストを作り、消耗品の予備はあらかじめ多めに
用意しておく。できれば、まとめてセットにしておくとよい

**Point 2** 非常用電源も用意しておくと安心

**Point 3** 体温調節が苦手な子が多いので、蒸れや暑さ対策は必須

**Point 4** 子どもによっては、分泌物が上がってきやすいので、
こまめに休憩を入れるようにする

**Point 5** 出かける前に、なるべく排泄はすませておく

### ＼ ご家族から ／

甘夏さん

**常に予備の医療物品を備えている**

外出先で「必要なものがない!」という事態にならないよう、車の中には常に予備の医療物品を備えておくようにしています。たとえば、痰の吸引に必要なカテーテルの替え、アルコール綿や栄養注入に必要なポンプ用の単三電池などの消耗品、胃残※を吸引するためのシリンジ（注射器の筒）などを用意してあります。ほかにも、着替えやオムツ、また栄養剤や薬などのお店で買うことができないものは、多めに持っていきます。

※胃残とは：胃液や、栄養剤など胃内に残っているもの。

デコポンさん

**排便してから外出するようにしている**

数日、便秘が続いてしまっていたら、外出先でおなかが痛くなったりしないように、出発前に、浣腸を使って出すようにします。そのほうが、本人の体も楽なようです。

渋滞に巻き込まれたときのためにおもちゃやタブレットも!

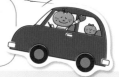

**ぼんちゃん**

### 子どもの様子を見ながら適度に休憩をとるようにしている

自分で体勢を変えられない子どもの場合、長時間車の中にいるとすぐに疲れてしまうので、2時間おきなど子どもの様子を見ながら適度に休憩をとるようにしています。休憩は子どもがごろんと横になれる和室があるお店がベストです。もしそういうお店がなければ子どもを抱っこして、外の風に当たったり、抱っこしたままベンチなどに座り、子どもの手足を動かしてストレッチをさせたりしています。

**レモンさん**

### 夏は暑さ対策が欠かせない

重度の障害がある子どもは体温調節が苦手な場合が多く、うちの子も夏場は体温が高くなりやすいので、暑さ対策が欠かせません。「車に日よけのカーテンをつける」「通気性のよい服を着せる」「体には保冷剤を当てる」「こまめな水分補給や休憩を心がける」といったことを注意しています。
ベビーカーやチャイルドシート用の空調マットも便利です。

＼ **専門職から** ／

**保育士**

### 渋滞にも対応できる準備をすると安心

道路の状況（混雑具合やガタつきなど）や途中で休憩できる場所、店を調べておき、必要に応じて予約などをしておくとよいです。楽しくなったり、落ち着く音楽も用意しておくとよいです。大きなバスタオルを持っていくと、何かと使えて便利です。掛けてよし、敷いてもよし。敷くときはピンと伸ばした上に横になり、そのタオルの下からクッションなどをつめて支えてあげるとズレにくく、ハンモック様になりごわつきにくいです。ネックレスト（ビーズクッション製のものや、空気を入れて使うもの）を持っていくと、首が安定してよいです。

**訪問看護師**

### 助成の有無は自治体に確認を

外出時のみならず、非常用電源（蓄電池など）の準備があると安心です。自治体によっては購入の助成がありますので確認しましょう。(→ p196)

---

**持ちものリスト**

- □（気管切開している子は）
  アンビューバッグ®、予備のカニューレ、カニューレホルダー、人工鼻
- □ 吸引グッズ
- □ チューブ
- □ チューブ固定用テープ
- □ アルコール綿
- □ 注入セット（※食事時間でなくても渋滞などがあることに備えて）
- □ 栄養剤・薬
- □ オムツセット
- □ ビニール袋（汚れ物用、ゴミ用）
- □ 上下着替え
- □ タオルとスタイ（よだれが多い子の場合）
- □ ペット用トイレシート（嘔吐した場合）
- □ ビーズクッション（体位変換などに便利）
- □ お気に入りのおもちゃ、音楽
- □ ミニ扇風機、アイスノン、日よけカーテン（暑さ対策）
- □ 肌掛け（寒さ対策）
- □ 機器類の充電器や予備電源・電池
- □ 除菌スプレーやウェットティッシュ（消毒物品）
- □ その他、予備の医療的ケアグッズ（消耗品は多めに）

## 公共交通機関で外出するときは、どんなことに注意したらよいですか？

**Point 1** 車いすで移動しやすいよう、エレベーターの位置やトイレの位置を確認しておく

**Point 2** 時間通りにいかないので、スケジュールには余裕をもつ

**Point 3** ケアに必要な外出セットはまとめておく

**Point 4** 何かあったらすぐ声をかけられるよう車掌さんもしくは運転手さんがいる車両に乗り込む

### ＼ ご家族から ／

**エレベーター、車両の車いすスペースの位置を事前に確認しておく**

私は電車を利用するときには、事前に駅のどこにエレベーターがあるか、車いすスペースがあるのはどの車両かを確認するようにしています。

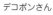
デコポンさん

シークワさん

**時間に余裕をもっておく**

以前子どもと外出したときは、駅でエレベーターを探したり、エレベーターが来るのを待ったり、1人で出かけると通常40分くらいで着くはずの場所に2時間かかったことがありました。時間に余裕をみましょう。特にはじめて行く場所は要注意です！

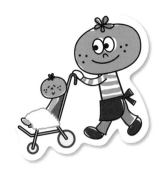

レモンさん

## 医療物品を含む外出セットを用意しておく

早めに準備をして、余裕をもって行動するようにしています。利用する日にちやおおよその時間を交通機関へ知らせておいたりします。準備ができていると、吸引が必要になったときなどでも慌てずに、落ち着いて行動できます。常に子どもの顔が見られるように、対面するベビーカーに乗せていました。

また、気管カニューレ（チューブ）の予備やシリンジなどが入ったコンパクトな外出セットをあらかじめ用意しています。これは荷物を最小限にして、忘れ物を防ぐため。はじめは、あれも必要、これも必要とどうしても持ち物が多くなってしまうと思いますが、外出に慣れてくると本当に必要なものがわかるようになり、徐々に荷物も減らしていけると思いますよ。

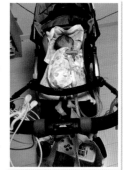

（大きいボンベの場合）

### 【ベビーカーへの医療機器の載せ方】

ベビーカーの下のかごに載せています。かごの大きさによって載せ方はいろいろですが、一例をご紹介します。

●小さいボンベの場合

| ボンベ | 呼吸器 | パルスオキシメータ | 押し手側 |
|---|---|---|---|
| 加温加湿器 | バッテリー | | |

**外出セットの内容（例）**
・カニューレ、Yガーゼ、人工鼻
・保護フィルム、酸素マスク
・シリンジ、栄養カテーテル

●大きいボンベの場合

| 加温加湿器 | 呼吸器 | ボンベ | 押し手側 |
|---|---|---|---|
| | バッテリー | | |

大きいボンベのときは、パルスオキシメータはカバンに入れて押し手にひっかける。同じカバンにアンビューバッグ®と外出セットを一緒に入れます。

甘夏さん

## 車掌さんや運転手さんから確実に見える場所を選んでいる

電車を利用するときは、多少改札からは遠くても、先頭か最後尾の車両を利用するようにしています。うちの子は年齢の割に体が大きく福祉タクシー（→ p83）での移動がほとんどで、電車に慣れていないため、「乗車するとき、挟まれてしまったら？」といつもドキドキします。その点、車掌さんや運転手さんから確実に見える場所なら安心感があり、落ち着いて乗車できます。

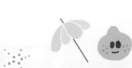
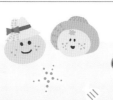

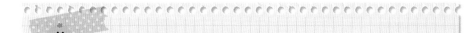

## 【 外出の際に使える割引や助成、使えるサービス例 】

### 割引

・鉄道運賃割引　　　・タクシー運賃割引
・フェリー旅客運賃割引　　・有料道路通行料金割引
・航空旅客運賃割引　　・バス料金割引　など

### 助成・補助

・リフト付きタクシー補助券交付
・自動車燃料費助成
・福祉タクシー利用券交付　など

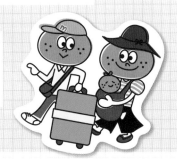

### サービス

**移動支援**　障害者であって、市町村が外出時に移動の支援が必要と認めた者に、社会生活上必要不可欠な外出、社会参加のための外出を支援します。小学生以上が対象。

※地域によって利用できる条件がちがうので、各自治体の窓口へ問い合わせてください。

\ 専門職から /

訪問看護師

外出がスムーズにできることは、災害時のスムーズな避難にもつながるのでとても大切なことです。

**はっさくさん**

**駅員さんにお願いしている**

車いすやバギーで電車に乗るときは、駅員さんにお願いすると、乗車のときはもちろん、いろいろと細かくサポートしてくれます。また、近場の外出でも、水分補給や栄養剤の注入1回分はできるように準備しておいたほうがよいです。

**ぽんちゃん**

**福祉タクシーなども利用して、無理はしていない**

親も疲れてしまうため、公共交通機関はほとんど使ったことがなく、いつも自家用車で外出しています。公共交通機関以外に、福祉タクシーなども利用して、あまり無理をしないことも大事だと思います。

## 外出のときに助かる！ 「福祉タクシー」「福祉有償運送」

　福祉タクシーというのは、タクシー会社やNPO団体が運営している（身体）障害者の外出をサポートしてくれるタクシーのことです。車いすやバギーのまま乗車できるスロープやリフト、乗り降りがしやすい回転シートなどが備えられた車両が使われていて、予約すれば本人と介助者が利用可能。自治体の多くが、福祉タクシー利用券やリフト付きタクシー補助券を配布したり、助成金を交付したりといった援助も行っています。

　一方、福祉有償運送というのは、NPO団体等が高齢者や障害者を対象に、タクシーのように送迎してくれるサービスのこと。一般車のほか、福祉車両が使われている場合もあります。利用するには会員登録と年会費が必要ですが、福祉タクシーよりも運賃が安く、こちらも自治体の助成が受けられます。対象者・料金等の内容は、各法人で異なります。

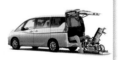

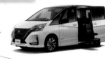

市区町村の窓口で問い合わせてみるか、タクシー会社に直接聞いてみよう！

写真提供：日産自動車株式会社／日産モータースポーツ＆カスタマイズ株式会社

## Question 3

子どもの病気について、
きょうだいに説明する際に
気をつけておくことはありますか？

### Answer

| Point 1 | ありのままをシンプルにストレートに説明する |
| Point 2 | 子どもはその年齢なりに受け止めて理解してくれる |
| Point 3 | 聞かれたタイミングで説明する |

### ＼ ご家族から ／

はっさくさん

**子どもが理解できる言葉で説明している**

ありのままを説明するようにしています。「病気を持って生まれて、脳がうまく働かないので、歩いたりできないんだよ」と、子どもが理解できる言葉でストレートに説明しています。

ぼんちゃん

**改めて説明したことはなく、少し触れる程度**

テレビなどで似たような障害や病気のことが紹介されていたとき、少し触れたことはありますが、改めて説明したことはありません。それでも子どもなりに理解してくれているようですし、兄として妹をすごくかわいがってくれています。

### ＼ 専門職から ／

リハビリ職

**きょうだいから問いかけがあったときに話をする**

話をするタイミングは、子どもによっても違うと思いますが、きょうだいから問いかけがあったときでよいのではないでしょうか。病気について説明するときは、障害があることで違うところもあるけれど、「うれしい気持ち」や「悲しい気持ち」など、きょうだいと同じところもあること、障害のあるなしにかかわらず大切な命であるということも併せて伝えられたらよいと思います。

保育士

### わかりやすくストレートに伝える

人にはそれぞれ得意なことや苦手なこと、好きなことや嫌いなことがあるように、一人ひとり違いがあることを伝えた上で、病気のことを説明するとよいのではないでしょうか。病気についてはわかりやすく、ストレートに伝えるのがよいと思います。子どもが理解できるような言葉に置き換えて説明することも大事ですが、すぐに理解できなくても大丈夫。何度質問されても、その都度、説明してあげればよいと思います。

訪問看護師

### 説明したい内容を担当看護師と共有する

ご家族からご相談があった時点で、説明したい内容を担当看護師と共有させていただき、一緒にお子さんが理解できる言葉で説明できる方法を考えます。

## 言葉で伝えなくても態度で伝わります

ヘルパー

　小さなきょうだいだと言葉での説明は難しいときもあると思いますが、家族で協力している姿は、必ず伝わります。個人的な意見ですが、きょうだいから見たら兄なのに、障害があるからといって年下の子のような接し方をするのはよくないと思います。ご両親がきちんと対応されることで、きょうだいもそれに習うのだと思います。私が以前勤めていた障害者の入所施設で、時々面会に来るいたずらな弟くんがいました。そのお兄さん（Aさん）は言葉もしゃべれないし、なかなかコミュニケーションをとるのが難しい入所者さんでしたが、弟くんは面会時に必ずAさんに「お兄ちゃん」と言っていました。その弟くんが成人したある日、婚約者を連れて来ました。いすに座るのが嫌いなAさんは床に腹ばいでいることがほとんどでしたが、婚約者を連れた弟さんが「お兄さん、紹介します。今度結婚する○○です」と話していたのを見たときには、思わず泣いてしまいました。Aさんがとても立派に見えました。

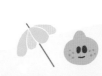

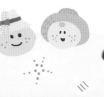

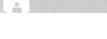

# きょうだいが寂しがったり、逆にいい子になり過ぎて我慢しているような場合、どのように接するとよいのでしょうか？

Answer

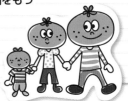

Point 1　きょうだいと、なるべく1対1で過ごせる時間をもつ

Point 2　きょうだいがしてくれたことに対して親の気持ちを伝える

Point 3　子どもに関わってくれる専門職の手を借りる

## ＼ ご家族から ／

ぼんちゃん

### こちらの気持ちを伝えるようにしている

きょうだいがお手伝いしてくれたときや、病気の妹の相手をしてくれたときには、「お兄ちゃんのおかげですごく助かった！」と、こちらの気持ちを伝えるようにしています。そのおかげか、妹に対してはすごくやさしくて、まめに声をかけてくれたりしているので、とても頼もしく思っています。

はっさくさん

### できる範囲で目や手をかけていく

きょうだいが「さみしい」というよりは、「どうせ忙しいんでしょ」とすねてしまうところがあります。もちろん、できるだけ声をかけたり、話をする時間をもつようにしていますが、それでも実際、母の体は1つしかありません。でも、複数の子どもがいる家庭なら、障害児がいてもいなくても、手が足りないのは同じではないでしょうか。

訪問看護師さんやヘルパーさんなど支援者の手を借りつつ、きょうだいをフォローすると同時に、きょうだい自身にも状況を理解してもらうことも必要でしょう。そのうえで、自分ができる範囲で目や手をかけていくしかないと思っています。

### ときどき思い切り遊べる場所へ連れて行くようにしている

家族で外出するときは、人があまり多くなくて、車いすで動きやすい場所を選ぶことになり、どうしても行き先が限られてしまいます。ですので、たまにはおじいちゃんおばあちゃんに子どもを預けて、遊園地など、思い切り遊べる場所へきょうだいを連れて出かけるようにしています。

レモンさん

ぼんちゃん

### 障害のあるきょうだいをフォローしつつ接している

我慢させているところもありますが、反対に、障害をもつ妹がいることで恩恵を受けていることもあるので、その点もきちんと理解してもらえるように説明しています。たとえば、他の人は混雑のなか見学しなくちゃいけない場所でも、車いすスペースでゆったり見られたりすることがあるので、そういうときは「○○ちゃんのおかげなんだよ」と伝えています。

\ 専門職から /

福祉職

### 少しの時間でも向き合って話をする時間をつくる

お風呂の時間や夜寝る前の布団の中など、毎日、少しの時間でもよいので、子どもと向き合って話をする時間をつくるとよいと思います。そのときは、きょうだいから出た言葉に対して質問をしたりして、話を引き出してあげるようにしてほしいです。また、ときにはショートステイなどを利用して、イベント的にきょうだいとゆっくり過ごす時間をつくるのもよいでしょう。
自分の話をしなくなったり、自分の優先順位を下げる、親の喜ぶようなことをあまりにも率先してやるようだと、心配なサインが出ているかもしれません。

訪問看護師

### 抱っこして落ち着かせる

もし、きょうだいが構ってほしいと泣いているようなことがあれば、きょうだいを抱っこして落ち着かせましょう。そして、いまママやパパがやらなければならないこと（ケアに関連すること）を説明して、きょうだいが待ってくれたら、それをほめてあげるようにしましょう。

保育士

### 「気にかけている」ということを言葉にして伝える

親と1対1で過ごせる時間を1日10分でもつくるとよいかもしれません。たとえ短時間でも、「あなたのことを見ているよ」という気持ちを伝えます。ほかの家族や専門職などの力を借りて、きょうだいと過ごす時間を増やしてほしいです。
また、きょうだいには「○○ちゃんが寝たら、あなたの番だよ」というふうに声をかけるなど、日ごろから、気にかけていることを言葉で伝えてあげることが大切ではないでしょうか。
きょうだいを支援する団体もあります。きょうだいが主役となって遊ぶイベントもあるので、そのようなイベントに参加して、きょうだいの方と保護者で特別な時間を過ごすのも視点が変わってよいと思います。（例：きょうだい児と家族の応援団にじいろもびーる　→ p88 参照）

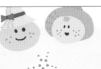

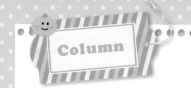

# 広がるきょうだい児への支援

　近年「きょうだい」「きょうだい児」という言葉が「障害や病気のある人の兄弟姉妹」を表すことが知られてきました。きょうだいを応援する団体が各地にあり、子どもの支援、大人の支援、病院での支援、施設での支援といろいろな形でのきょうだい支援が広がりつつあります。2019年には、病気の子どものきょうだい支援団体NPO法人しぶたねの呼びかけにより4月10日が「きょうだいの日」と制定されました。全国のきょうだい支援団体が協力していろいろな企画をしています。

## 「にじいろもびーる」について

　「きょうだい児と家族の応援団にじいろもびーる」は、東京都杉並区・中野区を拠点とするきょうだい支援団体です。きょうだいとその家族、支援者やまわりの人達がつながりあって彩り豊かな生活を送ってほしいという願いのもと活動を始めました。コロナ禍と始動の時期が重なったため、活動はすべてオンラインからのスタートです。他団体との共催で、親御さんと支援者向けセミナー「思春期のきょうだい」「アンガーマネージメント」や、きょうだいの声やきょうだい支援の実際を伝える啓発イベント、小学生のきょうだい向けの遊びのイベントを開催してきました。2022年夏からは対面のイベントも行っています。

## 同じ立場のきょうだいたちを応援したい！

　私自身もきょうだいです。知的障害のある妹は大切な存在でありながら、他人の目が気になって妹のことを恥ずかしく感じることもありました。母やまわりの大人にもっと認められたいともがいたり、妹の将来に不安や責任を感じたり葛藤も多かったです。20代で大人のきょうだいの会に参加したことがきょうだい支援の入り口となり、大人の会の運営に携わり、講演活動の機会も得る中でいくつもの印象的な言葉に出会います。「もっと子どもが小さいときにきょうだいの話を聴きたかった」「きょうだいのことを誰に相談したらいいかわからない」「きょうだいが『自分たち家族のことをみんながわかってくれない』と言っていた」という親御さん。「つらさを誰にも話せずひとりぼっちだと思っ

ていた」「自分の人生を歩むことに罪悪感がある」「親亡きあとが不安」という大人のきょうだい。そのような声を聴き、自分のきょうだいとしての複雑な思いをふり返るうちに、子どものきょうだいと親御さんも応援したいという気持ちがふくらみ、現在の活動につながりました。

## きょうだいによりそうときに

　子どものきょうだいにとって大切なことをイメージしたのが次の図です。安心感や心地よさをベースに、ひとりの子どもとしてのびのびと育つことをみんなで支えたいと思います

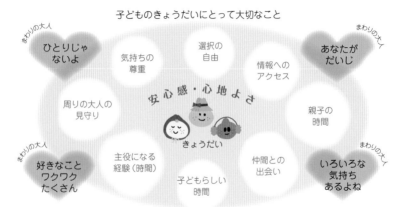

子どものきょうだいにとって大切なこと

　また、次の3点はどの年代のきょうだいにおいても共通する留意点だと考えています。

**気持ちの多様性**

ネガティブな気持ちもポジティブな気持ちもあれば、相反する気持ちを同時に持つこともあります。その時々で変化もします。それらをまずは「そうなんだね」と受けとめましょう。

**伝える難しさ**

自分の気持ちを言葉にして伝えることは、勇気がいります。言いたくないこともあります。子どもは、言葉にできずに行動で示すこともあります。

**その子に向き合う**

同じような経験をしても、感じ方は人それぞれです。きょうだい同士でも真反対なことは珍しくありません。きょうだいの気持ちを決めつけず、目の前のきょうだいにしっかり向き合いましょう。

次ページに続く

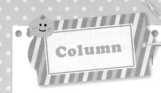

広がるきょうだい児への支援

## きょうだい支援の情報はどこから？

　新しいきょうだい支援の形のひとつに WEB サイトでの情報提供があります。「うぇるしぶ」（https://welsib.com/）は、子どものきょうだいが気軽に立ち寄れる場所として開設されました。きょうだい向けのコンテンツに加え、きょうだいのまわりの大人向けの情報もあります。

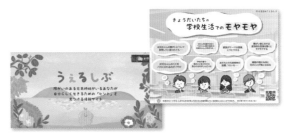

　また、きょうだいによりそう具体的なヒントなどを掲載したリーフレット「障がいや病気の子どものきょうだいを知ろう」もあり、発行元の NPO 法人なかのドリームの HP からダウンロードできます。

NPO 法人なかのドリーム

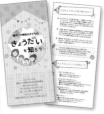

保護者へのメッセージ

> お母さん、お父さんは日々の生活の中で精一杯頑張っていますよね。もしも、きょうだいのことで気になることがあったときは、まわりの人に声をかけてみてください。今、保育や教育、福祉や医療などいろいろな分野の専門職の人が「自分はきょうだいに何ができるだろう」と情報を求め、つながりをもっています。家族だけで担おうとしなくて大丈夫です。きょうだいを応援したい人が増えているあたたかい流れの中で、きょうだいと家族がその人らしく暮らしていけることを心から願っています。

きょうだい児と家族の応援団にじいろもびーる 代表　有馬桃子

## Question 5

# 家をあけたい用事があるときは どうしたらよいですか？

nswer

**Point 1** 訪問看護師さんに来てもらう

**Point 2** ヘルパーさんにお願いして来てもらう

**Point 3** 通所施設や日帰りのショートステイを利用する

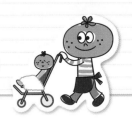

＼ご家族から ／

はっさくさん

**退院してすぐに訪問看護の利用を始めた**

訪問看護師さんにお願いしています。うちの場合、きょうだいの保育園の送り迎えが必要だったので、退院してすぐに訪問看護を利用し始めました。退院後、自分だけで 24 時間子どもをみるのは不安でしたし、そういう意味でも訪問看護師さんが来てくださるのはありがたかったです。

ぽんちゃん

**訪問看護師さんにお願いしている**

私も訪問看護師さんにお願いしています。必要な医療的ケアが多ければ多いほど、心配も大きいかなと思うので、病気や看護のプロにお願いできるのは心強いです。ただ、訪問看護事業者のなかには、「留守番はできない」というところもあるので、利用する前に問い合わせてみたほうがよいですよ。

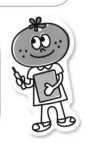

シークワさん

**日帰りのショートステイを利用する方法もある**

留守番をお願いできる人がいなくて、日中、子どもを預かってほしい場合は日帰りのショートステイを利用する方法もあると思います。利用したい場合は、まず、役所の障害者担当の部署に問い合わせれば、サービスを提供している施設を教えてもらえますよ。

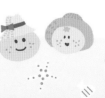

レモンさん

**訪問看護師さんだけでなく、ヘルパーさんにもお願いしている**

私は訪問看護師さんだけでなく、ヘルパーさんにお願いすることもあります。留守番中はヘルパーさんに絵本を読んでもらったりしています。子どももヘルパーさんによくなついていて楽しく留守番しています。

甘夏さん

**自治体が提供しているサービスを利用できる**

訪問看護サービスだけじゃなく、自治体が提供しているサービスも利用できます。相談によっては看護師さんが2名来てくれて、見守りをしてくれることもあります。それから、杉並区では重症心身障害児（者）の在宅訪問看護レスパイト事業を行っていて、留守番もしてくれます。同じ東京都内でもお住まいの地域によって、制度やサービスは違います。似たようなサービスがないか、保健師さんや福祉事務所、役所などに相談してみるといいと思います。

デコポンさん

受給者証が発行され、サービス支給されていてサービス範囲内のケアであれば自費は発生しません。わが家の場合は、もし、どうしても家をあけないといけないときは両親や妹など、家族に留守番をお願いしています。

児童発達支援の
通所を利用する
場合もあるよ。

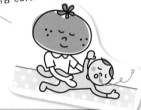

\ **専門職から** /

訪問看護師

**訪問時間内での留守番対応を行っている**

ステーションによってはご家族の時間を大切にしていただきたいという思いから、訪問時間内での留守番対応を行っています。決まったステーションを利用していて、区のレスパイト事業の申請がおりれば、通常の訪問看護利用に加えて、年間96時間を超えない範囲内での留守番をすることも可能です。レスパイトを受けていないステーションもありますので確認が必要です。介助者の一時休養や就労支援等を目的としています。コロナ流行以降、レスパイトの回数も見直しになっていますので、各自治体へ確認をしましょう。

**訪問看護師**

各市町村でやっているレスパイトや日常的に利用している訪問看護ステーションへの相談以外に、東京都重症心身障害児（者）等訪問看護事業の中の訪問看護事業には「不在時看護」があり、家族の受診やきょうだいの行事など、やむを得ない事情で留守にするときに見守りをします。気分転換の外出等には使えないので、レスパイトとは意味合いが少し違います。恒常的な利用はできず、月1回程度です。

**ヘルパー**

### 留守中の見守りでヘルパーの利用ができる

ご家族が留守にする間、見守りでヘルパー利用ができます。お子さんと2人きりで、絵本を読んだり、歌を歌ったり、手足を洗ってさっぱりしてもらうなど、ヘルパーにとっても楽しい時間です。

ただし、受給者証に書かれている1回あたりの時間を超えることはできません。入浴介助だけの計画では見守りができないこともあるので、計画を作る際に留守中の見守りという記載が必要になります。ただ、杉並区の場合、小さいお子さんに対してはあまり時間を確保できないのが現状です。

私は、今ヤングケアラーの問題が取りざたされている中、きょうだい児への支援がとても重要だと思っています。行政は「健常児への支援はできない」と言いますが、障害のあるきょうだいにかかりきりになってしまいがちな親を見て、自分はいつも2番目で我慢しているきょうだいは、親の役に立ちたくて（親に認めてもらいたい気持ちもあり）ヤングケアラーの予備軍になってしまうかもしれません。見守り等を通して、親御さんの負担を減らし、少しでもきょうだいに目が行き届くようになれたら、とてもやりがいのある仕事だと思います。

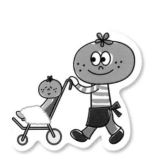

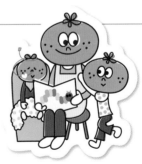

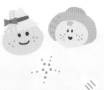

## 親が病気になったり、下の子を妊娠したときなど、どうすれば子も親も安心して過ごせますか？

**Point 1** 必要なときに使えるよう、早め早めにショートステイ先を確保しておく

**Point 2** 日ごろから多くの人に協力してもらっておく

**Point 3** 訪問看護師さんやヘルパーさんに留守番をお願いできるように手配しておく

**Point 4** 子どもが安心して過ごせるよう、定期的にショートステイを利用して慣らしておく

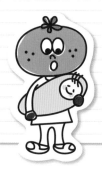

＼ ご家族から ／

シークワさん

**病院や診療所などが実施しているサービスを探す必要がある**

親が出産や治療に専念できるようにするには、子どもを安心して預けられるところを確保しておく必要があります。私の場合、自分や夫の両親には長期間お願いできる状況ではなかったので、夜間も含めて一定期間、子どもを預かってもらえる「ショートステイ（短期入所）」を利用しました。

障害者支援施設や児童福祉施設などでもショートステイ・サービスを行っていますが、医療的ケアが必要な子の場合は、病院や診療所などが実施しているサービスを探す必要があります。その情報は役所の障害者担当の部署に問い合わせれば教えてもらえますし、訪問看護師さんやヘルパーさん、先輩ママなど、詳しい人に相談するのもよいと思います。何かあってからでは遅いので、早めに預け先を見つけておくことが大切ですよ。

コロナ禍で新規の受付を停止している施設もあり、新規でショートステイを利用するには難しい時期かもしれませんが、こういう時期だからこそ、普段から主治医や相談支援員などに預け先がない不安などを伝え、相談しておくことが大事だと思います。

はっさくさん

## 訪問看護師さんやヘルパーさんにお願いした

妊娠中は出産のときだけでなく、妊婦健診でも家をあけなければならないし、病気のときも通院が必要ですよね。私が下の子を妊娠したときは、訪問看護師さんやヘルパーさんに留守番をお願いしました。そのときは事前に、ヘルパーさんに吸引研修を受けてもらうなど、準備もしました。子どもを託せる相手は多いほど助かりますし、気持ちも楽になると思います。

レモンさん

## 早めにショートステイ・サービスを提供している施設を見つける

私の場合、きょうだいの出産が近づいたときに「ショートステイ先を探さなくちゃ！」といろいろ調べて問い合わせしたのですが、「無理です」と言われてしまって……。病院の場合、まず診察を受けてからお試し入院（入所）を行って、その施設の受け入れ条件に当てはまるか判断してもらう必要があるからです。そのときは、初診の予約が1年先までうまっているとのことで本当に焦りました。ただ私は運良く、その後、まわりの人の援助で別の場所が見つかったのですが、すぐに利用する予定はなくても、早めにショートステイ・サービスを提供している施設を見つけて、お試し入院まですませておくほうが安心です。

ぽんちゃん

## 病期や出産に限らず、定期的にショートステイを利用している

病気や出産に限らず、私は1～2カ月に1回、ショートステイを利用しています。施設によって違うと思いますが、私が利用しているところは1年間、利用がないと、再度、診察とお試し入院をしなければなりません。久しぶりだと、預けられる子どもも不安がることもあります。子どもが預け先の環境やスタッフの方々に慣れるためにも、ショートステイは定期的に利用したほうがいいと思います。
家以外にも安心して過ごせる場所があると、緊急時などに子どもも家族も安心できるのではないでしょうか。

甘夏さん

## 2つの施設でショートステイを利用した

私の場合、出産のときは2つの施設でショートステイを利用して、なんとか乗り切りました。病気で入院が必要になる場合もあることを考えると、ショートステイ先は、できれば複数見つけておくことをおすすめします。

**相談できる場所や人を知っておく、確保しておくことが大切**

保育士

突然の病気の際はとくに、日ごろ利用している訪問看護やショートステイといったサービスでも対応しきれない場合もあるでしょう。そういうとき、福祉事務所や保健センターに相談することも選択肢の一つだと思います。また、日ごろから何でも本音で話せる友人をつくっておくと心強いはず。とにかく、相談できる場所や人を知っておく、確保しておくことが大切だと思います。

訪問看護師

家族の協力もとても大切です（たとえば祖父母への医療的ケアの指導・練習などをしておく）。日中の負担軽減や受診の時間を作るため、児童発達支援事業所を利用するケースも多いです。

# レスパイトって何？ ショートステイと違うの？

　みなさんは「レスパイト」という言葉、聞いたことがありますか？　そもそもレスパイト（respite）は、休息、息抜きという意味の英語。そこから、障害者や介護が必要な高齢者などを自宅でケアしている家族が、休息をとり、リフレッシュするための家族支援サービスを、「レスパイトケア」「レスパイトサービス」と呼ぶようになりました。つまり、ショートステイもレスパイトサービスの一種です。実際、施設や事業者によってはショートステイや留守番サービスを「レスパイト」という名前で提供しているところもあります。

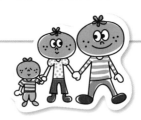

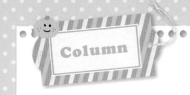

# 医療型短期入所施設
## 「もみじの家」

　「もみじの家」は、国立成育医療研究センターが運営する医療型短期入所施設です。人工呼吸器や痰の吸引などの医療的ケアが必要な19歳未満の子どもが主な対象で、定員は11名。2階建て、延べ床面積約1,700㎡のゆったりした空間に1泊〜9泊の間で滞在が可能で、家族が希望すれば一緒に泊まることもできます。居室以外にも、開放感のあるダイニングキッチンや親子一緒に楽しめるジャグジー付き浴室、2階にはテニスコート並みの広さの遊び場があり、利用者から大変喜ばれています。

　どんな理由でも利用できますが、圧倒的に多いのは「家族の休息」です。365日の在宅ケアに追われる家族、特に母親たちが、安心して子どもを預けて自由な時間を過ごすことができます。また、スタッフにすべてを託すことができるので、何の心配もなく家族団欒を味わえるのも特徴です。

　この「安心感」を醸し出すため、もみじの家では子どもの命を守る医療的ケアを看護師が24時間担うのはもちろん、保育士や介護福祉士が成長発達をサポートする「遊び・学び」の日中活動を提供しています。日中活動がなく、子どもにとって楽しめる環境とはいえない施設では、親御さんが罪悪感を覚え、利用を控えることにつながりかねません。「命」と「成長発達」の両方を守り育むサービスがあって初めて、家族の安心感につながり、真の意味で休息を保障することになるのです。こうした手厚いケアを実施することで、人件費がかさみ運営は赤字となるため、もみじの家のようなスタイルで短期入所事業を行う医療機関はほとんどありません。医療型短期入所事業所について都道府県などを対象に行った調査でも、「充足していない」「あまり充足していない」の合計が、約95%にのぼるのが現状です。

　その一方、国が定める障害福祉サービスの報酬改定などで、収支は徐々に安定する方向に向かっています。今後は、もみじの家と同様のサービスを実施する短期入所施設が各地に広がるよう、働きかけを強めていくことが求められます。医療的ケア児と家族が、日本のどこに住んでいても安心して地域で暮らし続けられるインクルーシブな社会を築くために、医療型短期入所施設は不可欠な居場所です。

国立成育医療研究センター
もみじの家 ハウスマネージャー
内多勝康

# Question 7

## 子どもを預けるとき、どんなことに注意したらよいですか？

### Answer

**Point 1**　子どものケアで注意してほしいこと、子どもの特徴などを書面や写真などもつけてまとめておく

**Point 2**　定期的に利用して本人にも施設に慣れておいてもらう

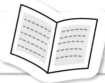

＼ ご家族から ／

はっさくさん

### 申し送り書をつくっておき、子どもの特性や注意点を伝えている

大事なのは、預け先の施設の方に、子どもの情報を正しく、漏れなく伝えることですね。うちの子の場合、1〜2カ月に1回の割合でショートステイを利用しますが、そのたびに口頭でお願いごとをするのも時間がかかりますし、伝え漏れがあるといけないので、あらかじめ書面で申し送り書をつくっておき、それを渡すようにしています。申し送り書には、栄養（食事）、排泄、呼吸、アレルギー、薬などの項目ごとに子どもの特性や注意点を書いています。また、申し送り書と一緒に、ポジショニングの写真も持参します。どういう体勢が、本人にとって安心で楽か、体の向きやクッションやタオルの使い方を誰が見てもわかるようにしています。

ぼんちゃん

### 定期的に利用して慣れてもらっている

> 好きなおもちゃやぬいぐるみを持たせるよ！

家や家族と離れることで、本人はどうしても寂しい思いをします。ですから、定期的に利用して、その場所や人に慣れてもらうことが大切だと思っています。最初のうちは入所するたび昼夜構わず寝続けて抵抗を示していましたが、何度も利用するうちに普段通りのサイクルで生活ができるようになり、安心して預けられるようになりました。

甘夏さん

### 家族からのお願いをまとめた「お願い書」を作成し渡している

私が利用しているショートステイ先は、引き継ぎ事項を書く書類がありますが、病院へ入院するときは、口頭で伝えるだけなので、情報がきちんと伝わっていないこともありました。そこで、入院時は、吸引の方法、注入や排泄のタイミングなど、どんなケアをしてほしいか「お願い書」を渡すようにしています。親が行う方法の押し付けにならないよう試行錯誤しました。でも、↗

一度作ると、病院の看護に対するモヤモヤ、イライラが解消されましたし、子どもを人に預ける場合、どんな引き継ぎが必要か自分の頭のなかも整理されたのでよかったと思っています。

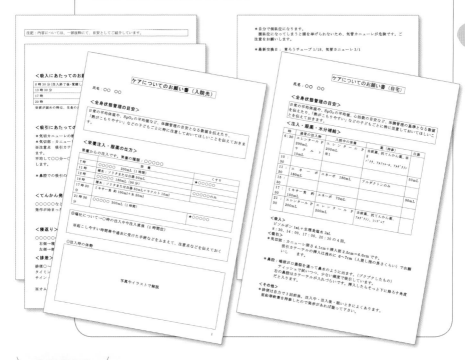

\ **専門職から** /

保育士

### お子さんの気持ちをフォローしてあげる

慣れない場所で、よく知らない人に囲まれて生活するのは、だれでも緊張しますし、不安になるものです。ショートステイなどにまだ慣れていないうちはとくに、お子さんの気持ちをフォローしてあげることが大切でしょう。予定が決まったら、どこへ、何のために行くのか、いつ家に帰れるのかなどを事前にきちんと説明します。そして、お子さんが家に帰ってきたら、家族にゆっくり甘えられる時間をつくってあげてほしいと思います。

福祉職

### お子さんの好きなこと、嫌いなことも教えてもらえると助かる

預け先に渡す申し送り書のようなものを作る場合は、障害の特徴や今までの経過、日常生活で必要なケアのほかに、子どもが好きなこと、嫌いなことなどについても書いておくとよいと思います。申し送り書は、ショートステイのときだけでなく、普段のヘルパー利用のときにも使うとよいですよ。

## 支援者との情報共有は、こんなふうにしてます！

はっさくさん

　家族以外に、のべ10人くらいのヘルパーさんや訪問看護師さんが子どものケアをしてくれています。いつも同じ人がくるというわけではありません。そのため、誰に何をお願いしたのかがわからなくなったり、大切なことを伝え忘れてしまったりすることも……。そこで用意しているのが「申し送りノート」です。

　1つのノートに私とヘルパーさんたちが、その日にあったことやみんなに伝えておきたいことを時系列に記入していきます。そのノートを読めば、全員が同じ情報を共有できるので安心ですし、利用時間が限られているヘルパーさんや訪問看護師さんとの申し送り時間も短縮できます。

### calendar

| 日 | 月 | 火 | 水 | 木 | 金 | 土 |
|---|---|---|---|---|---|---|
| 1 | 2 | 3 | 4 | 5 | 6 | 7 |
| | 9:00 ヘルパー（山田） 16:00 訪看（山田） | 8:45 ヘルパー（佐藤） 10:30 外来 17:00 ヘルパー（池田） | 8:45 ヘルパー（佐藤） 16:00 訪看（山崎） | 10:00 歯科 | 9:00 訪看（鈴木） 16:00 ヘルパー（池田） | |
| 8 | 9 | 10 | 11 | 12 | 13 | 14 |
| | 9:00 訪看（鈴木） 16:00 ヘルパー（池田） | 8:45 ヘルパー（高野） 16:00 訪看（春田） | 8:45 ヘルパー（小川） 16:00 ヘルパー（池田） | 9:00 訪看（鈴木） 16:00 ヘルパー（山田） | 16:00 訪看（佐藤） | 10:30 ヘルパー（田中） |
| 15 | 16 | 17 | 18 | 19 | 20 | 21 |
| | 8:45 ヘルパー（山田） 15:00 リハ 17:00 訪看（伊藤） | 8:45 ヘルパー（山田） 16:00 ヘルパー（小川） | 8:45 ヘルパー（山田） 10:30 外来 17:00 ヘルパー（伊藤） | 8:45 ヘルパー（高野） 16:00 ヘルパー（小川） | 8:45 ヘルパー（高野） 16:00 ヘルパー（春田） | |
| 22 | 23 | 24 | 25 | 26 | 27 | 28 |
| | 9:00 訪看（利根川） 15:00 リハ 16:00 ヘルパー（佐藤） | 8:45 ヘルパー（山田） | | 8:45 ヘルパー（山田） 16:00 訪看（佐藤） | 8:45 ヘルパー（山田） 15:00 リハ 17:00 訪看（伊藤） | |
| 29 | 30 | 31 | | | | |
| | 8:45 ヘルパー（山田） 15:00 リハ 17:00 訪看（伊藤） | 8:45 ヘルパー（山田） 16:00 ヘルパー（小川） | | | | |

毎月の子どもの予定（通院やリハビリなど）と、どの時間にどの方が入ってくださっているかを書いたカレンダーを作っています

**6／2　9:00～9:30　山田**
・ご機嫌
・食後、抱っこすると眠たそうでした。

**6／2　16:00～16:30　山崎**
・注入後、横になりました。
　少し苦しそうな様子。お腹にガスがたまっていそうです。
　残り10ccは注入を見合わせました。

**6／3　8:45～9:15　佐藤**
・訪問時に排便あり。
・のびのびストレッチをしました。

**6／3　17:00～17:30　池田**
・音楽を聞いて、楽しそうです。
・注入終わって、うつぶせになり、マッサージをすると、寝てしまいました。
・落ち着いた様子です。

**6／4　8:45～9:15　佐藤**
・昨晩、2時ごろに発作あり。朝はうとうとしています。
・排痰と排便あり

**6／4　16:00～16:30　山崎**
・絵本の読み聞かせ。その後、おもちゃのピアノであそびました。
・リラックスした様子でよく聞いていました。
・センサー数値安定しています。

時系列で、1日のケア内容を簡単に箇条書きにしてもらっています。子どもの機嫌、吸引や吸入などの処置をいつしたか、排便の様子などを共有するノートです。

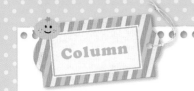

## 人の手を借りること、
## みんなはどう考えている？

　障害をもつ子どもやその家族が日常生活を送るためには、訪問看護師やヘルパー、ショートステイ（レスパイト）といったサービスは欠かせないものです。でもその一方、最初は「自分の子どものことだから、できる限り親ががんばらなくちゃいけない」「人任せにするのは子どもに悪い気がする」など、人の手を借りることに抵抗感を感じる人も多いようです。では、先輩ママたちは子どもを人に預けることについて、どのように考えているのでしょうか？

・・・・・・

　はっさくさん

　　障害の有無に関わりなく、子どもは社会の中で成長するものだと思います。家族以外の大人や子どもと触れあうこと、家族とは違う世界をもつことが、子ども自身にも必要だと思いますし、親にとっても重要な意味をもちます。

　私のわずかな体験から言っても、親からは想像もできなかったわが子の新しい顔を、他者から教わることがしばしばあります。そのことは親自身の成長にも繋がります。「自分たちだけで抱え込むのではなく、他者を信じて委ねること」。私がそれができるようになったのは、わが子を預けることを通してです。

　もちろん、他者にわが子を委ねるのには勇気もいるし、いろいろと面倒なこともあります。ですが、他者と関わることで、確実に親子の世界は広がります。「この子には私でないとダメ」という親の思い込みから解放され、親も子も成長できます。親子関係も健全になると思います。

　障害のある子はマイノリティなので、やはり関われる大人が少なくなりがちです。だからこそ、地道に自分たちの周りによき理解者や援助者の輪を広げていくことが、のちのちのためにも必要ではないでしょうか。そのためにも、わが子を他者に委ねることは大事だと感じています。

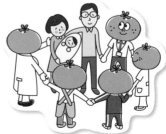

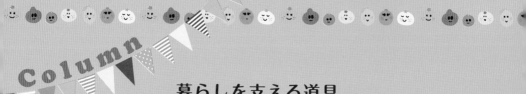

# 暮らしを支える道具

病気をもつ子どもたちを助けてくれる道具がいろいろあります。
身体のハンデそのものを補うための「補装具」（p158で解説）、
日常の暮らしを楽にするための「日常生活用具」などです。
日常生活用具は、各自治体が給付もしくは貸与してくれるものもあります。
とても便利ですが、子どもの状態によって申請できるもの、できないものがあって、
窓口もいくつかに分かれています。
チャーミングケアというサイト（https://charmingcaremall.com/）では、
病気や障害のある子どもや家族のためのいろんな便利商品を紹介しています。
日常生活を助けてくれる道具を、一部ご紹介します。

のどにつまった
痰や鼻水を吸引

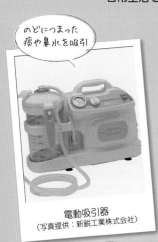

電動吸引器
（写真提供：新鋭工業株式会社）

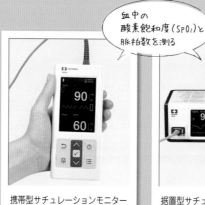

携帯型サチュレーションモニター
（写真提供：コヴィディエンジャパン株式会社）

血中の
酸素飽和度（SpO2）と
脈拍数を測る

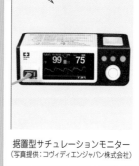

据置型サチュレーションモニター
（写真提供：コヴィディエンジャパン株式会社）

体位変換が
自動でできる
ベッドもあるよ

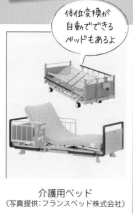

介護用ベッド
（写真提供：フランスベッド株式会社）

薬を吸入して
呼吸をラクに！

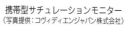
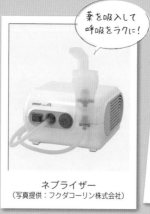

ネブライザー
（写真提供：フクダコーリン株式会社）

転倒注意！
頭を守るよ

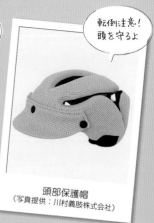

頭部保護帽
（写真提供：川村義肢株式会社）

※ここにご紹介した道具やメーカーは、ごく一部です。使用前にお子さんの適性など専門家に相談してください。

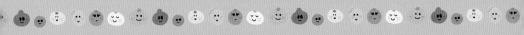

## 日常生活用具の内訳（一例）

| 介護・訓練支援用具 | 特殊寝台、特殊マット、特殊尿器、入浴担架、体位変換器、移動用リフト、訓練いす、自立補助ベッド |
| --- | --- |
| 自立生活支援用具 | 入浴補助用具、便器（手すり）、T字状・棒状のつえ、移動・移乗支援用具、頭部保護帽、特殊便器、火災警報器、自動消火器など |
| 在宅療養等支援用具 | 透析液加湿器、ネブライザー（吸入器）、電気式痰吸引器など |
| 情報・意思疎通支援用具 | 携帯用会話補助装置、情報・通信支援用具、点字ディスプレイ、点字器、点字タイプライター、視覚障害者用ポータブルレコーダー、視覚障害者用活字文書読み上げ装置、視覚障害者用拡大読書器、盲人用時計、聴覚障害者用通信装置、聴覚障害者用情報受信装置、人工喉頭、点字図書など |
| 排泄管理支援用具 | ストーマ装具、サラシ・ガーゼ等衛生用品、収尿器 |
| 居宅生活動作補助用具 | 小規模改修（手すりの取り付け、床段差の解消など） |

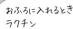

おふろに入れるとき
ラクチン

首や腰のすわって
いない子も安心な
簡易浴槽

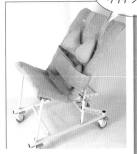

バスチェア
（写真提供：株式会社きさく工房）

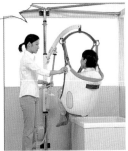

リフト
（写真提供：株式会社モリトー）

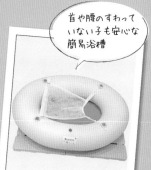

おふろ
（写真提供：かえるキッズのお助け隊）

## 小児版介護者手帳「ケアラーズノート」

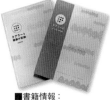

　「ケアラーズノート」とは、特別なケアを必要とするお子さんと暮らしているケアラーのための手帳です。「ケアラー」とは、ケアの必要な家族や近親者・友人など無償でケアする人のことを指します。ノートには、お子さんの医療情報や日々の記録だけでなく、ケアラーの状況や気持ちを記載する場所がたくさんあります。「あなたの気持ち」「あなたのやりたいこと」それらを記入することで、あなた自身のことを見つめてください。

　大切な子どもや家族を守るために、まずはご自身の気持ちに寄り添ってもらいたい。「ケアラーズノート」はそんな想いを込めて、ケアラー当事者である母親たちの声を形にしたものです。

■書籍情報：
価格：税込 1,650 円
刊行：2017年6月
↓こちらよりご購入
いただけます。
https://mikangumi.
thebase.in/

■お問い合わせ先：特定非営利活動法人みかんぐみ　✉ info@mikangumi.com

# 4 子どもも親も生活を 楽しむ Q&A

## Question 1

### 泊まりがけで一緒に 旅行に行くことはできますか？

## Answer

**Point 1** 近いところのお出かけから、少しずつ距離をのばしてみる

**Point 2** 具合が悪くなったときの対応方法を考えておく 「診療情報提供書」を常に持ち歩く

**Point 3** バリアフリーをうたっている宿は対応が柔軟

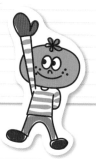

### ご家族から

レモンさん

**要望をリストアップして利用しやすい宿泊先を探すと安心**

泊まりがけの旅行もできます。私の子どもは人工呼吸器や加温加湿器もはずせない状態ですが、2泊3日の箱根旅行を楽しみました。共用の混浴露天風呂にも入ってOKとのことだったので、私が呼吸器などの機器を持って、夫が子どもを抱っこしながら入浴しました。2人ともとても気持ちよさそうでしたよ。

私の経験上ですが、バリアフリーをうたっている旅館は、とても協力的でハンデのある客への対応に慣れていると思います。私たちがはじめての家族旅行で利用したバリアフリーの旅館は、予約時に酸素濃縮器を設置したいといったらすぐに「わかりました」と対応してくれました。また、「貸切風呂に入るのが難しかった場合、お湯を部屋まで運んでほしい」とお願いしたらOKしてくれました。

宿泊時にはボンベや吸入器、薬といったたくさんの荷物を台車で運んでくれたり、とても親切でした。慣れないうちはとくに、「バリアフリー」「お部屋食」「貸切風呂あり」など、自分たちの要望をリストアップして、ネットや旅行代理店などで調べたり、施設に直接問い合わせしたりして、利用しやすい宿泊先を探すと安心だと思います。

甘夏さん

## 必要な物品の準備と電源タップが役立つ

私も国内旅行は何度か経験があります。ホテルにはあらかじめ子どものことを伝えて、タオルを多めに用意してもらったり、加湿器をおいてもらったりしています。気管切開をしているため、髪を洗う時は寝かせないといけないので、お風呂つきの部屋を選んで、家からは滑り止めのマットを持参しました。
次回から持っていこうと思っているのが電源タップ！ 人工呼吸器、吸引器など、たくさんの電源を使いますが、コンセントの差し込み口の位置や数はホテルによって違うので、長めのコードがついた電源タップを持っていくと役立つと思います。

バレンシアさん

## 宿泊先の設備を確認しておく

旅先のホテルにエレベーターがなく、あるものだと思い込んでいたのでガッカリしたことがありました。せっかく楽しみな旅行なので、それからは行く前にホテルに電話して確認し、子どもがバギーに乗っていることなど説明し、お風呂の脱衣場にベビーベッドがあるかどうかなどを必ず聞くようにしています。

はっさくさん

## 緊急時の対応を事前に決めておく

やっぱり家族旅行は楽しいです。医療機器や物品の忘れ物がないように気をつけたり、故障した場合の対応を考えておくのは、通常のお出かけと変わりませんが、旅行の場合は本人が具合悪くなったときのことも考えておくことが大事です。近隣の病院を調べたり、搬送先、また、その際きょうだいをどうするかなども事前に家族で相談して、対応を決めておく必要があると思います。

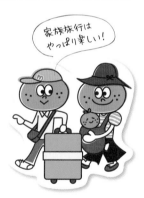

家族旅行はやっぱり楽しい！

ぽんちゃん

## 体調をみながらスケジュールをたてる

私も初めて旅行に行ったときは、子どもの容態が悪くなることが一番心配でした。ですから「宿泊先までの行程で具合が悪くなったとき、すぐに病院へ行けるか」「宿泊先から病院まで30分以内でいけるか」「ドクターヘリはあるか」などを調べて、行き先を決めていました。当然、主治医に書いてもらった「診療情報提供書」も常に持ち歩いていましたね。
子どもも成長して体が丈夫になってきたこともあって、今ではどこでも行ける気がします（笑）。家族で高尾山に登ったこともあるんですよ（かなり体力を使うのであまりおすすめしませんが……）。ただ、遠出すると子どもの体力も奪われるはずなので、今も体調をみながらスケジュールをたてるようにしています。

シークワさん

**事前に航空会社に相談してみる**

実家が沖縄で、よく飛行機を利用して帰省しています。医療機器の持ち込みについては事前に申請しなければなりませんし、場合によっては診断書が必要など事前準備は大変ですが、空港ではとても親切に対応してもらえるので安心です。

バギーは手荷物扱いになりますが、機体の入り口までは乗っていけますし、そこからは、必要なら機内用の車イスで座席の近くまで連れて行ってくれます。また、乗り降りの際の荷物の運搬、搭乗口への案内など、いろいろお手伝いもしてくれます。体の大きさに応じてさまざまな補助具を貸し出してくれますし、事前に相談しておけば自分の補助具の持ち込みも可能です。補助具利用の際は、体勢を整えるためのタオルや枕も貸してくれます。

はじめて子どもを飛行機に乗せるときは相当緊張しましたが、何度も利用するうちに慣れてくるもの。さまざまなフォローをしてくれるので、心配なことがある場合は、事前に航空会社に相談してみるとよいと思います。

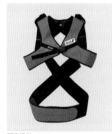

サポートベルト

アシストシート

写真提供：ANA

はっさくさん

**新幹線の多目的室を活用する**

新幹線には多目的室という個室スペースがあり、障害のある人が優先的に使えます。中にあるシートはフラットにでき、大人1名が横になれるベッドにもなります。私は北陸新幹線の多目的室を使ったことがありますが、とても便利でした。

列車の旅は車いすに座っている時間が長いので子どもの体に負担をかけるのですが、多目的室で体を伸ばしてあげることができましたし、オムツを替えたり、横になって栄養剤の注入をすることもできました。

北陸新幹線では車いす席のすぐ近くに多目的室がありましたが、多目的室のある場所や予約の可否は新幹線によって異なるので、予約するときに確認するといいと思います。

車いす席も使うと便利です。車いすのまま乗車できるようにスペースが確保されています。わりに広いスペースなので吸引をするときも余裕がありました。車いす席を予約すると、乗車するときに駅員さんが介助してくれたり、駅のホームでエレベーターまで誘導してくれます。初めて行く駅だと迷わなくて済むので安心です。

多目的室も車いす席も別料金はかかりませんので、気軽に試してみたらよいのではないでしょうか（ただし車いす席は指定席の料金がかかります）。

こんな意見も

甘夏さん

### まずは近所から外出に慣れていく

退院して間もないお母さんなら、一緒に旅行どころか、近所に外出するのも不安という人も多いのではないでしょうか？　私も用心に用心を重ねるタイプですし、子どもの吸引が頻回だったので、なかなか最初の一歩が出せませんでした。やっと外出してみたら、たったの5歩で吸引という状態で、家の前を数十メートル歩いて帰ってくるという感じでした。

でもそこから、まずは吸引器とお財布だけ持っていけばいいところをお散歩することから始めて、慣れてきたら、オムツを持っていくところ、次は食事を持っていくところ、と少しずつ距離を伸ばしていきました。そうやって「吸引なら外でもできる」「オムツ替えも大丈夫」と自分に自信をつけていったんです。今では旅行も怖くはありません。

子どもと一緒に徐々に外出に慣れていけば、誰でも旅行も楽しめるようになると思いますよ。

ぼんちゃん

私も最初は子どもとのお出かけが不安でしたし、人の目が気になって仕方がありませんでした。ですので、最初は訪問看護師さんとの散歩から始めて、その後は毎月、あまり人の来ないお寺に出かけるのがお決まりのコースでした。でもそのうち、帰りに出店によって買い物したり、外食したり、普通のことができるようになっていって、自然に、外出先も広がっていったんです。思い切って出かけてみると感じるのですが、世の中、思った以上に、親切な人が多いです。子どものおかげで「ありがとう」が増えました。

専門職から

訪問看護師

### 酸素濃縮器の用意は業者に相談

温泉旅行やディズニーランド、ユニバーサルスタジオジャパンなど、ご家族でお出かけされている方はたくさんいらっしゃいます。酸素濃縮器に関しては、あらかじめ業者の方に相談しておくと、現地宿泊先に用意してもらえます。

自費で訪問看護師を利用したり、民間の外出支援サービスも使えます。

子どものおかげで、たくさんの親切に出会えるんだ

**Question 2**

# 外食をするとき、子どもの食事で
# 気をつけていることはありますか？

**Answer**

**Point 1** 栄養剤を持って行くか、
食事のミキサーを外食先の店でお願いする

**Point 2** 経管栄養をつるすためのS字フックが外食先でも活躍する

**Point 3** 食事にあたっては、トイレのチェックも忘れない

╲ ご家族から ╱

ぼんちゃん

**ミキサー食を作ってもらえるか問い合わせる**

外食をするときは、まず、ミキサー食（ペースト食）を作ってもらえるかどうか問い合わせて、可能ならお店で用意してもらいますし、もし難しければ栄養剤を持っていくようにしています。
ただ、あまりミキサー食を断られたことはないです。今は高齢者向けの介護食を用意しているレストランも増えましたし、小さな個人店でなければ、対応してくれるところも多いのではないでしょうか。

はっさくさん

**短時間で食事をすませて帰宅する**

外での食事自体は、それほど難しくないですよ。問題はトイレ！　子どもが大きくなると、オムツ交換台でのオムツ替えが難しいですし、かといってユニバーサルシート（小さなベッドのようになる身体障害者用の多目的シート）があるトイレもあまりありません。そのため、近所で外食するときは、トイレに行かなくてすむように、なるべく短時間で食事をすませて、帰宅するようにしています。

甘夏さん

**トイレにバギーで入れるか事前に調べておくと安心**

うちの子は、食事中ほぼ必ず排便があるため、どんなトイレなのかバギーで入っても狭くないかどうかも事前に調べてから行くようにしています。下見はしておいたほうが安心だと思います。

シークワさん

**1階のお店は工夫すれば利用しやすい**

バギーだとエレベーターのない2階のお店の利用は、年々難しくなりますが、1階のお店での外食は工夫次第で何とかなると思います。うちの子は鼻からの経管栄養で、ボトルをつるす場所が必要になるため、外食のときにはS字フックが大活躍。お店の方に確認のうえ、壁やパーテーションなどにひっかけて使っています。

レモンさん

パルスオキシメータの音や、風邪のウイルスなどに感染するリスクを考えると、気軽に外食はできません。ですから、外食は旅行に行ったときの宿泊先で楽しむようにしています。

*なかなか
ゆっくり食べることが
できないので、
外食は難しいです*

デコポンさん

**お弁当を持参する**

偏食がはげしいので、基本的にミキサーにかけたおかずとおかゆなどをフードコンテナに入れたお弁当を持って行ったり、遠出するときは親の食事を離乳食用のすり鉢で細かくして食べています。

**専門職から**

保育士

**ペースト食にしてくれるところも！**

大手のファミリーレストランやチェーン店であれば、ペースト食にしてくれるところが多いですよ。前もって連絡しておけば、移動しやすい席も用意してくれると思うので、出かける前に問い合わせしてみるとよいと思います。

保育士

以前、遠足のとき、レストランでコンセントを貸してもらい、その場で、携帯用のフードプロセッサーでミキサー食をつくったことがあります。保温ポットにだし汁などを持っていくと、ペーストにしやすいですよ。人の目が気になるという人にはおすすめできませんが、そうでないなら、こういった工夫も、いつもと違う食事を楽しむ一つの方法だと思います。

リハビリ職

**介護食用のレトルト食品を利用**

今、介護食用のレトルト食品も種類が増えています。持ち込みができるお店も多いので、そういう場合は、お子さんの食形態にあったレトルト食品を利用してみるのも一つの方法だと思います。

# いろいろな味を楽しませてあげたいです。家でできる工夫はありますか？

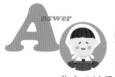 栄養士より

いろいろな味を楽しんでもらうには、だしや調味料を使って味の変化をつけるだけでなく、たとえば、以下を意識して工夫してみましょう。

## 食材は新鮮なものを幅広く選ぶ

子どもの月齢や食形態に合わせて、できるだけさまざまな食材を使いましょう。それもできるだけ新鮮なものを選ぶことがポイント。新鮮な食材は薄味でもおいしく食べられるので、それぞれの素材の味を感じられます。

## 調理方法をたまには変えてみる

野菜はじっくり焼くことで甘味が増すように、調理法によって味が変化します。食形態によっては難しいこともありますが、できるだけいろいろな調理法の料理を食べさせてあげるとよいでしょう。

## 目で見せて、食事の雰囲気も大切にする

食事は、味覚（甘味、塩味、酸味、辛味、苦み、旨味）はもちろんのこと、視覚（食材の色や形、大きさ）、聴覚（調理の音や食べる音）、嗅覚（料理の香り）、触覚（触ったときの感触や口に入れたときの感触）を併せた五感で感じるものです。また家族や仲間との楽しい食事を味わうことによっても、よりおいしさを感じられると言われています。味覚とともに、他の感覚も楽しみながら食べられるように心がけてみましょう。

## 子どもの食べやすさを考える

その子のお口の機能に合わせた食事をとることで、味も感じられやすくなり、おいしく食べることにつながります。それぞれの子どもにあった形態を把握して提供しましょう。

## ご家族から

甘夏さん

### 栄養剤のフレーバーで変化をつける

口から栄養剤を飲んでいるので、飽きないように、バニラやストロベリー、バナナなど、いろいろな味をあげるようにしています。栄養剤に甘い麦芽飲料や、きな粉を入れたりすることもあります。

デコポンさん

### 食べ物の名前を伝えながら口に入れる

ざっくりとでもいいので食べ物の種類がわかるようになってほしいと思い、「ご飯だよ」「次はお味噌汁だよ」「これはお肉ね」などと声をかけながら、食べ物を見せてから食べさせています。そして、味わって飲み込んだ後も「今、食べたのはお肉だよ」などと確認のため伝えています。そのおかげか、最近は子どもも、少しずつ食べ物の種類がわかってきたようです。これからは、もう少し細かく食べ物の名前を教えていこうと思っています。

ぽんちゃん

口からは食べられないので、味覚刺激程度しかできません。今は、口にスプーンをあてるのも嫌がるので苦戦しているところ。少しずつ慣れていって、食べ物の味を感じてもらえたらと考えています。

バレンシアさん

ミキサー食を口から食べる練習のあと、注入しています。せっかく作っても、全然食べてもらえないとガッカリでしたが、残りを注入すれば、親としても食べてもらえた感じで嬉しいです。ミキサー食だと子どもの表情もいい気がします。

■ ミキサー食の利点
・さまざまな食材から栄養を摂れる
・高い医療費を使う栄養剤がいらなくなる
・微量元素などを薬で補う必要がない
・災害時などで栄養剤が手に入らないときにも対応できる

### 大人も一緒に食べられるスープを作る

栄養管理がいちばんなので、口から食べるのは無理せず、いろいろなおいしい食べ物があるんだよ、というのを知ってもらう程度にしています。
うちの子は、ミキサー食を口からも食べていますが、おかずをまとめてミキサーにかけたものと、素材別に食べるのでは味が変わる気がするので、すべてを別々にミキサーにかけることはできませんが、たとえば煮物だったら肉と野菜くらいは分けてかけるようにしています。子どものミキサー食だけ別に作るのは大変なので、大人も一緒に食べられるポタージュスープは、いろいろな素材のバリエーションでよく作ります。
食事支援が必要な子どものためのママとパパのコミュニティ「スナック都ろ美」さん（https://snack-toromi.com/）の情報も参考になります。

シークワさん

## 親のメンタルヘルスを保つために 気をつけることはありますか？

### A Answer

**心理士より**

新しい命を授かり、お腹の中で大切に育てて、「とにかく無事に生まれてくれさえすればいい」と願って迎えた出産。でも、無事に命をつないで生まれてきた子が、自分のイメージしていた子と違っていたとき、親はとてつもないショックを受けます。「こんなはずではなかった」「こんな子は育てられない」「自分が消えてしまいたい」。現実を拒絶し、すべてをなかったことにしたくなるほどの気持ちになることがあっても不思議ではありません。

まず最初に親になったあなたにお伝えしたいことは、どんなネガティブな気持ちを抱いていても自分を責めなくてもいい、ということです。苦しく憂うつな気持ちを抱えながらも、子どもの命をつなぐために日々のお世話をしていることはとても尊いことです。自分のことを「よくやっているね」と労ってあげましょう。

次にお伝えしたいことは、気持ちは必ず変化する、ということです。心の変化のプロセスを知っていることも、自分自身を客観的にとらえるために役に立つでしょう。心の変化は次のような過程をたどっていきます。❶ショック（頭が真っ白で何も考えられない）⇒❷否認（これは現実ではない）⇒❸怒り・自責（〇〇のせいでこうなった）⇒❹取引き（もしあのとき△△していたらこうなっていないのでは）⇒❺抑うつ（望んでいた状況ではないが仕方ない）⇒❻受容（この状況でもなんとかやっていける）。この心理プロセスが進んで、受容の段階にたどり着くためには少し時間はかかります。でも、たくさん泣いて、たくさん怒って、たくさん落ち込んで、お世話しているときは理性を保って毎日をやり過ごす……。こんなことを繰り返しているうちに必ず気持ちは変わってきます。

最後にお伝えしたいことは、つらい気持ちはひとりで抱えなくていい、ということです。ネガティブな気持ちをひとりで抱えていると苦しくなるので、一緒に子育てをするパートナーや、同じ境遇にある仲間と気持ちを分かち合うことをおすすめします。身近な人に話しにくいときには、電話相談やLINE相談もありますのでぜひ利用してみてください。

# ほかの家族と話したいと 思ったらどうするとよいですか？

## Answer

Point 1 親の会に入ってみる

Point 2 療育センターに通う

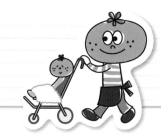

\ ご家族から /

ぽんちゃん

### 人と接する場が増えるように意識している

うちの場合は、療育センターに通うようになって、子どもにも、私にも自然と友だちができました。また、できるだけ多くの人と関わりを持ってほしいと思っているので、きょうだいの行事にも参加させたりして、人と接する場が増えるように意識しています。

甘夏さん

### 地域の療育センターに通う

地域の療育センターに行くといいのかなと思います。あと、相談は保健センターの担当保健師さんにすると、どこへ行くとよいかなど、アドバイスをもらえると思います。

シークワさん

### 親の会に入ったり、地域の療育センターに相談した

はじめに同じ病気をもつ子どもたちの「親の会」に入ってみたところ、近くに住む方と知り合いになれたので、その方から療育についての情報を収集するところから始めました。

その後、地域の療育センターに相談して、1歳児クラスに通えることになりました。クラスでは娘と同じように医療的ケアが必要なお子さんもいて、一緒に活動する時間が長い子どもたちはもちろん、お母さん同士も情報交換をしているうちに自然と仲良くなることができました。

そこで知り合ったお母さんたちと親子の会を結成し、子どもたちにいろいろな経験をしてもらおうとコンサートを開いたり、旅行に行ったりなど積極的に活動しています。早い段階で療育センターに相談に行ってよかったです。

**医療的ケア児の会とダウン症の会に入った**

私の場合は、子どもの病名がわからなかったのですが、とにかく、なんでも情報がほしかったので、医療的ケア児の会と地元のダウン症の会に入りました。病名は違っても悩みを相談し合えて、療育に関する情報ももらえて、とても心強かったです。また、ダウン症の会ではグループホームの見学会などもあり、親亡き後への不安も軽減しました。

デコポンさん

**気になる会にとりあえず入ってみる**

私も親の会に入っていますし、いくつか別の会に見学にも行ったことがありますが、メンバーの年齢層が高いところも多く、自分と同じ年代の友だちができるとは限りません。でも、自分たちの将来のイメージができたり、いろいろと相談にのってもらえたりします。合わなければやめることもできるので、気になる会があるなら、とりあえず入ってみることをおすすめします。

レモンさん

\ こんな意見も /

**そのうち友だちをつくるタイミングが訪れると思っている**

私は、子どもに「友だちをつくりたい」と思ったことはありません。それはきょうだい児に対しても同じです。あえて親が何かしなくても、成長していけば、誰でも自然と社会や他人と関わっていくものだと思っています。
毎日の生活で大変なときは、無理にがんばりすぎなくてもいいと思います。そのうち子どもや親にとって、友だちをつくるタイミングが訪れると思います。

はっさくさん

**障害をもつ子の会で、いろいろな障害を知り視野が広がった**

同じ疾患の子の集まりだと、逆に他の子と比べてしまうかもしれません。うちの子は染色体異常で、産まれたときに脳に障害があって寝たきりなんですが、同じ染色体異常でも、口から食べられる子もいるし、歩ける子もいる。比べてしまう自分が嫌になってしまうなと思いました。それなら、幅広く、「障害をもつ子の会」のほうがいいですね。いろいろな障害のある子を知ることで、視野も広がり、うちの子の良さやみんなの大変さもわかります。みかんぐみは、そんな私にはぴったりです。自分で動ける子も動けない子も、みんな友だちです。

甘夏さん

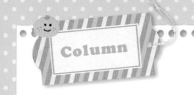

# みかんぐみピアサポート交流会

　おうちでの暮らしが始まると、いろいろなことが起こります。子どもと一緒にいることで得られる発見や喜び、困りごとや不安、嬉しいこともあれば大変なこともあります。重い障害のある子どもの数は少ないので、実際に自分の身の周りで接する機会は多くありません。そのため、日々の生活の中で生じる悩みなどを話せる相手やロールモデルを見つけにくく、不安が先行しがちです。

　私たちみかんぐみも、おうちに帰ったばかりの頃は同じように不安で、孤独を感じていました。通園先などで同じような立場にいる家族とつながるまでは、「自分たち家族と同じような人たちは本当に近くにいるのだろうか…」「誰かと話したい」とずっと思っていました。

　あの頃の自分たちと同じように、孤立感を感じている人たちに「大丈夫だよ」と伝えたい。その思いから、みかんぐみは杉並区の保健センターと一緒に「ピアサポート交流会」を開催しています。ケアが必要なお子さん（未就学児）の親と、同じようにケアが必要なちょっと年上のお子さんを持つ先輩保護者の交流会です。共感と安心をベースにした集いの場においてさまざまな悩みや困りごとを話したり、情報交換などをしたりすることで、参加者は孤立感を解消し、漠然とした不安を軽くしていくことができます。さらに、子どものことだけではなく、普段は見過ごしがちな自分自身のことについて考えるきっかけにもなっています。

　このピアサポート交流会は、当事者団体であるみかんぐみと行政である杉並区が双方の強みを生かして取り組んでいます。両者が協働して取り組むことで、地域内の対象者を取りこぼすことなく、かつ当事者の視点に立った交流会を運営することが可能となりました。

　全国各地にこうしたピアサポート交流会のような仕組みが広がり、どんなに重い障害があっても、どの地域に住んでいても、安心して笑顔あふれる暮らしを送ることができるようになることを願っています。

## Question 6

**きょうだいを産むかどうか、迷っています。
みなさんの場合はどうでしたか？**

### Answer

以下にご紹介する、それぞれの親御さんたちの思いを参考にしてください。

### ご家族から

はっさくさん

**たくさんの支援者がいたから大丈夫だと思えた**

もともと、きょうだいは多いほうがにぎやかでいいなと思っていたこともあり、うちには子どもが4人います。障害のある子は2人目の子どもです。障害がある子が生まれたとき、すでに上の子がいたので、その後下の子を産むことに対して、高いハードルは感じませんでした。娘が生まれたばかりのころ、上の子は3〜4歳で、まだまだ手がかかるときでしたが、「それでもなんとかなったから、下の子が生まれても大丈夫だろうな」と……。
でも私がそう思えたのは、たくさんの支援者がいたから。実際、上の子のフォローをどうしたらよいか悩んだとき、ヘルパーさんが遊び相手、話し相手になってくれて、上の子の心のケアをしてくれました。3人目を妊娠したときも、妊婦健診のときに訪問看護師さんとヘルパーさんが交替で留守番をしてくれたり、出産前後や切迫流産などの緊急事態の場合の子どもの預け先などについて具体的なアドバイスをくれたり、助けられました。何か困ったことがあったときでも、わが家の事情を知ってくれている人がいて、解決策を一緒に考えてくれるので、乗り越えられているのだと思います。

レモンさん

**遺伝子検査を受けるのも1つの方法**

1人目の子が障害を持って生まれたのですが、私も夫も2人目がほしいと思っていました。きょうだいが生まれる大変さも考えましたが、それでも「ふつうの子育てもしてみたい」という気持ちも強かったです。
ただ「もし、子どもの障害の原因が私たちにあったら」という不安はありました。そこで担当医に相談して、夫婦で遺伝子検査を受けることに。結果、とくに異常は見つからなかったので、きょうだいを産むことに決めました。
もし、同じような不安があるのなら、安心するためにも遺伝子検査を受けるのも1つの方法だと思います。血液検査で調べることができます。出産後のことは、私もいろいろな人の助けを借りれば、なんとかなると感じています。きょうだいが増えれば、それだけ助けてくれる人も支援も増えていくものですよ。

ぽんちゃん

**子どもが大きくなるに従って考え方も変わっていく**

わが家は、長男と障害を持つ妹の2人兄妹です。娘を産んですぐのころは、「もう一人産むことはないな」と思っていました。ただ、それは「また病気をもった子が生まれたらどうしよう」という不安ではなくて、むしろ逆の不安があったんです。もし、同じ女の子が生まれて、その子がハンデのある娘と違う成長をしていったら、「この子もそう生きていくはずだったのに……」と思ってしまいそうで……。あのころは同年代の健康な女の子を見るのも苦痛な時期でした。

それに、元気に動き回る下の子ばかりに、自分が目や手をかけてしまうようになったら嫌だという気持ちもありました。だから、もう子どもを産むことはできないなと思ったんです。でも娘が3歳になるころ、「この子はこの子なんだな」と思えた瞬間があって。もし、妹ができたとしても、それぞれの個性を受け止められるという自信がついたのでもう一人産めるかもと思うようになりました。子どもが大きくなるに従って、考え方も変わっていくものだと思います。

デコポンさん

**子どもは1人でいいと決めた**

うちは、一人息子です。高齢出産だったので、そのとき出生前診断を強くすすめられましたが、いずれにしても産むと決めていたので断りました。

ただ、2人目を考えたとき、「もしまた妊娠したら出生前診断をするか迷ってしまいそうだな」と思ったんです。でもその検査をするということは、わが子を否定することになるような気がして……。ですから、うちの場合は、子どもは1人でいいと決めました。

甘夏さん

**きょうだいを産まない選択をした**

私の場合は、10年不妊治療を続けた末に体外受精でやっとできた子なので、もう受精卵でさえ愛おしくて、生まれてきてくれたときには、本当にうれしかったです。もちろん、生まれてすぐ障害があるとわかったときには、少なからずショックをうけました。でも、それでもこの子が生まれてきてくれたことは幸せなことで、「それが私の人生なんだ、これでいいんだ」と思えたんです。

実は、もう1つ冷凍保存された受精卵が残っていて、その保存を継続するかどうか決めなければならなかったのですが、子どもが1歳になったときに「破棄してください」とお願いしました。それはもう子どもは産まないと決めたということです。

きょうだいのいる楽しさ、すばらしさは、みかんぐみの皆さんからからいつも教えてもらっていますし、きょうだいは障害児と健常児、両方の気持ちがわかって、両者をつないでくれる大切な存在です。でも、きょうだいがいる楽しさと大変さをくらべたとき、私の性格からすると、大変さをより強く感じてしまっていたかも。だから今は、きょうだいを産まないと決めたことは、自分にとっては正しい選択だったと思っています。

バレンシアさん

### とても難しい選択だと思う

うちも一人っ子です。年齢の問題で2人目は無理かなと思っていましたし、もし万が一できたとしても、将来、その子が上の子の面倒を見ていかなくちゃいけないのかと思うと、かわいそうだという気持ちもありました。進路を決めるとき、結婚するときなど人生の節目に「きょうだいのせいで……」と思ってほしくないですから。

でも、一方で、きょうだいがいることで、お互いが成長できたりすることもあるだろうなとは思うので、とても難しい選択だなと思います。

はっさくさん

### できるだけたくさんの支援者と関わりをもつようにしている

私もきょうだいに背負わせたくないと思っていますし、「きょうだいなんだから大人になったら面倒をみてね」と、言ったこともありません。それでも、あるとき上の子が「このまま、○○ちゃんが口で食べられなかったら、大きくなったとき、ぼくはどうやってご飯をあげたらいいのかな？」と言い出したことがあって。親が言わなくても、子どもは自然と背負ってしまうものなんですよね。そのとき決めたのが、どんなに面倒でも、プライバシーがなくなっても、できるだけたくさん支援してくれる人を家に入れようということ。子どもたちには、「助けてくれる人はいっぱいいるんだ」ということを知ってもらいたいと思っています。

### ＼ 専門職から ／

訪問医

### ご家族や地域のサポート体制を事前に検討しておく

障害のあるお子さんが遺伝性の病気であることがわかっているとき、高齢出産になるときなどに、出生前診断を行うかどうかは、ご家族でよく相談しましょう。出生前診断で赤ちゃんの異常が認められた場合に、どのように対応するかも含めて、診断を受けるかどうかを決める時点から、専門的な遺伝カウンセリングが必要になります。次の子がほしいなと思っている時点で担当医や看護師に相談してみるとよいでしょう。

妊娠された場合には、障害のあるお子さんの入浴など、妊婦さんの負担になるようなことをさけるため、訪問看護師さんやヘルパーさんにサポートをお願いできるか、早めに相談しましょう。出産前後には、障害のあるお子さんは病院や療育センターにショートステイできます。ただ、お産は予定通りにいかないこともあります。つわりや切迫早産などの妊婦さんの緊急時にどのように対応するかなど、ご家族や地域のサポート体制を事前に検討しておく必要があります。

## 出生前診断を選択して

　私たち夫婦には、遺伝子疾患の病をもつ女の子がいます。第1子でしたので、私たち夫婦はずっと第2子を切望していましたが、私たち夫婦の遺伝子が検査でなかなか確定せず、25％の確率で娘と同じ病気の子どもが産まれてしまうが、それは産まれてくるまでわからないという説明を医師から受けていました。

　きょうだいをつくってあげたい、そして私たち自身、健康な子どもも欲しいと思っていましたが、25％の壁は大きく踏み出せませんでした。病気で苦しむ娘の近くにいてあげることしかできないつらさを日々感じるなか、自分たちの子どもが欲しいという思いだけで、再び病気で苦しむわが子を産むかもしれないという可能性を選択はできなかったのです。

　夫婦でこれから先のことを何度も話し合い、悩んだ末の結論は、遺伝子が確定しなかったら第2子は諦めようということでした。そんな中、幸いなことに娘が4歳を迎える少し前に遺伝子確定の連絡をいただきました。そうして出生前診断を行い、患児ではないという結果を受けて4つ違いの男の子を出産しました。

　出生前診断についてはさまざまな意見があり、否定的な声もあるかと思います。しかし、治療法のない病気をもつ子どもを育てることはとても大変です。娘と寄り添う生活の中で私は、肉体的な負担よりも精神的な苦しみのほうがありました。娘が自由に体を動かせず、発作に苦しむ姿に、何度涙を流したかわかりません。娘を愛しているからこそ、病気に苦しむわが子を再び産むことはできないと強く思い、出生前診断を選択したことはよかったと思っています。

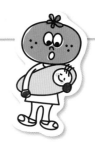

# 子どもの髪の毛を切りたいとき、
# 美容院に連れて行けますか？

**Point 1** 事前に電話で子どもの状況を説明しておくと、
断るところは少ないし、対応してもらいやすくなる

**Point 2** 訪問美容や訪問理容もある

**Point 3** ホテルやデパートの美容院だと、
料金はお高めでも、対応が丁寧

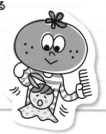

## ご家族から

シークワさん

うちの娘は5歳で、先日、初めて美容院に連れて行きました。事前の電話では、「子どもが車いすなので、車いすに座ったままカットしてもらえますか？」とだけお願いしていたので、想像していた状況とちがって美容師さんはびっくりしたかもしれませんが（笑）、それでも丁寧に対応してくれました。首を左右に傾けながらカットしてくれたのですが、やっぱり自分で切るよりも仕上がりがきれいで、満足しています。

甘夏さん

### 寝ている間に切ってもらう

3歳ぐらいのころから半年に1回、夫が行っている理容室で切ってもらっています。その理容師さんが、介護施設で高齢者のカットもしているということを聞いたのが通い始めたきっかけです。それならばと、「気管切開をしていて、首も座らない状況なのですが」と子どもの様子を説明したところ、お店で切ってもらえることになりました。
主人が子どもを抱っこしていすに座り、カットしてもらうのですが、起きているとじっとしていられないので、家で寝かせてから出かけるようにしています。そうすると、寝ている間に頭の後ろや耳の周りなど、切りにくいところを先に切ってもらえます。プロの人に切ってもらうと形もキレイですし、短めに切れば半年はもつので助かってます。

**はっさくさん**

### 訪問サービスの有無を各自治体に問い合わせる

美容院でバギーに座ったままカットしてもうこともあれば、家に来てカットしてくれる訪問美容をお願いすることもあります。訪問美容や訪問理容をお願いしたいときは、ネットで検索したり、まわりの親御さんに聞いたりして、評判のよさそうなところを探すとよいと思います。料金は美容院や理容院へ行くよりも、少し高めになります。杉並区は重度手当受給者で外出困難な場合に訪問美容サービス券の支援があります。各自治体に問いあわせてみるとよいと思います。

> 近くの地域包括センターなどにも、
> 案内が置いてあったりするよ

**ぼんちゃん**

### 知り合いの美容師さんに頼んでいる

うちの場合は、友だちの美容師さんか、元美容師の母に家でカットしてもらっています。私の知り合いは、友だちのお母さんが床屋さんをしていて、その人に切ってもらっているそうです。知り合いに頼んでいるという人が、案外多いですよ。

**デコポンさん**

### 親が切っている

子どもはまだ小さいので、自分で切っています。1カ月に1回、訪問看護師さんがお風呂に入れる前に、お風呂場で動画を見せながら急いでカット。髪の毛が多いので仕上げにはバリカンも使います。子どもがすごく嫌がるので、毎回、戦いです。もう少し大きくなったら、美容院や訪問の理美容を利用してみたいです。

認証NPO法人日本理美容福祉協会のサイト(http://www.f-npo.org/)も参考になる。全国のセンターの連絡先があり、そこに問い合わせると、福祉理美容士の認定資格を持った理美容師が自宅、施設、病院へ訪問してヘアカットしてくれる。料金も出ているので安心！
車いすに乗ったまま、着物の着付けができる人もいるそう。

\ 専門職から /

**リハビリ職**

### 美容室に問い合わせる

首が座っていなかったり、医療的ケアが必要だったりするようなお子さんでも、断る美容室はほぼなくなってきました。近くの美容室に問い合わせてみたらよいと思います。
もし、トイレなどが不安な場合は、ホテルやデパートにある美容室なら設備も整っていますし、接客も丁寧なのでおすすめです。ただ、少しカット料金が高めの場合もあります。

**ヘルパー**

美容院に行くというのは外出になりますので、移動支援という外出に関する支援になります。自治体によって違いますが、杉並区では原則小学校4年生以上が移動支援の対象です。移動支援が出ていなくても、自費のご利用であればお連れすることはできます。ただ、自費の金額は事業所によっていろいろですので確認してください。

**4**

子どもも親も生活を楽しむ Q&A

121

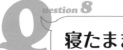

# 寝たままでも楽しめる
# 遊びを教えてください。

## 保育士より

　子どもたちは、揺れたり、はねたり、大きな動きの遊びが大好きですね。おうちではなかなかできないかもしれませんが、大きなバランスボールと一緒に体を揺らしたり、トランポリンで大きく揺らしたりすると喜ぶ子が多いです。

　またいろいろな感触を味わってもらう遊びもおすすめ！　障害のあるお子さんは、出かける場所も行動も制限されていますから、いろいろな素材のものに触れたり、人と触れあったりする遊びで、いろいろな感触を体験させてほしいですね。たとえばスライムや小麦粉粘土、氷などの感触遊びです。

　くすぐり遊びのようなスキンシップ遊びで、人に触れられることが「楽しい」と感じてもらうことも大切ですね。いろいろなものに触ったり、触られたりすることに慣れていくことは、物事を受け入れる幅を広げることにもつながると思います。

　ただ、子どもの個性により、好きな遊びもそれぞれ違います。子どもと一緒に遊びを楽しみながら、お気に入りの遊びを見つけてあげてください。

　　スヌーズレン

　　オランダにある知的障害をもつ人々が住む施設から生まれた活動とその理念を「スヌーズレン」と言います。スヌーズレンルームとはどんなに障害が重い人たちでも楽しめるように、光、音、におい、振動、温度、触覚の素材、などを組み合わせたトータルリラグゼーションの部屋です。障害のない人にとっても心地よい空間として日本でも広まり始めました。

トランポリン
大好き

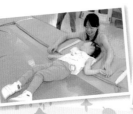

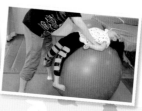

## ご家族から

### 抱っこのまま体を動かすダイナミックな遊び

うちの子は、呼吸器がついていますが、シーツをブランコのようにして体を揺らしたり、抱っこしたままフリーフォールのように上から下に勢いよくおろしたり、体を動かすダイナミックな遊びがお気に入りです。抱っこしたまま、音楽に合わせて体を動かして踊らせてもらうのも好きですね。

レモンさん

### バランスボールを使う

うちもシーツのブランコは大好きで、意外にも激しい遊びがお気に入りです。抱っこしてジャンプしたり、ぐるぐる回転したり、バランスボールを抱えるようにして跳ねたりして遊びます。

ぽんちゃん

### 好きなおもちゃをスイッチに改良

好きなおもちゃをスイッチに改良したら、一人でスイッチで遊ぶことができるようになり、スイッチを押すとおもちゃが動くことを理解しているのがわかりました。今後、意思疎通のアイテムになればな〜と思っています。

デコポンさん

### 指先を使う遊び

1歳のうちの子は、シールを貼ってはがすのが好きなようで、繰り返し遊んでいます。それからボタンを押すのにもはまっているので、暗くなると抱っこして家の電気を一緒につけてまわると喜びます。

バレンシアさん

## 専門職から

### スキンシップ遊びは好きな子が多い

スキンシップ遊び（体・顔に触れるような手遊びやマッサージなど）は好きな子が多いです。風や光、音など五感で感じるような遊び（うちわ、光るおもちゃ、一緒に握れる楽器など）もいいですね。

福祉職

### 歌遊びをしながら、身体に触れてスキンシップを図る

重度の障害をもったお子さんは、自分で身体を動かしたり見たいものをじーっと見たりするのが難しいですよね。したがって自分の手で触って確かめる・見たい方に顔を向けて確認するといった実体験が少なくなります。介助者が手伝いながら、ふわふわした物やゴツゴツした物に触ったり、色や形のはっきりした絵本をわかりやすい声で読んだりといったことがよいと思います。スキンシップはもちろん大切です。歌遊びをしながら身体中触るのもよいですね。

訪問看護師

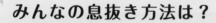

# みんなの息抜き方法は？

重い障害のある子どもを育てるということは、
必然的に、子どものそばにいなければならない時間が長いということ。
子どもと親との結びつきは、とても濃密なものとなります。
しかし、お母さんもお父さんもスーパーマンではなく、生身の人間。
ここでは、ちょっと疲れたときやリフレッシュしたい！と思ったとき、
先輩お母さんやお父さんはどうやって時間を作っているのか、
また、何をしているのかを教えてもらいました。

時間があるときに
1人で外出したり、
それができなければ、
家でストレッチなどをして
体を動かして
リフレッシュしてます。

週末は主人が子どもの面倒をみてくれ
るのでお友だちとごはんに行ったり、
近所のマッサージ店に行きリフレッ
シュ。あとは、甘いものを食べる！

## 夜は祖母に
## 添い寝をお願いして、
## 1人で寝るのが
## 息抜きになってます。

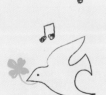

平日は保育園に預けられるので、カ
フェに行ってお茶をしたり、お風呂に
入ってゆっくりしてます。土日は、子
どもを主人にまかせて、買い物に行っ
たり、子どものいない部屋で寝させて
もらうこともあります。

疲れているなと思う日は、あまり抱っこし
ないなど、無理をしないようにしてます。
それから、一人ランチ、一人スイーツ、一
人ファミレスがささやかな息抜きです。あ
と、年に数回は好きなコンサートに行くの
で、その日を楽しみにがんばってます。

子どもが療育センターに
1人で通っている間に
1人でランチ、
買い物に行きます。

父親が家にいるときに子どもをまかせて、カフェでゆっくりお茶をしたり、友だちに会っておしゃべりしたりして、ストレス解消してます。

週末にマッサージに行くのが楽しみ。あとは、子どもつながりではない友だちに会ってまったく関係ない話をするのも、よい気分転換になってます。

訪問看護師さんが
来てくれている間に、
お風呂で本を
読むのが癒しです。

実家に帰って
ゆっくりします。

なかなかまとまった時間をとることは難しいので、少しでも空き時間があれば、一人カフェをしたり、こまめに息抜きしてます。

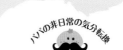

パパの非日常の気分転換

モータースポーツや野球観戦。妻は、音楽グループ（某アイドル）のコンサートや観劇など。夫婦で協力して気分転換できる時間をもつようにしています。子どもの成長やケアに慣れてきたこともあり、子どもから少し離れて、夫婦がお互いに息抜きできるようになってきました。趣味に没頭することは、リフレッシュにおおいに役立ちます。日常とはまったく違う環境に身を置くことで、子どもへの愛おしさもさらに増して、明日からがんばろうと思えます。

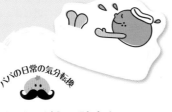

パパの日常の気分転換

湯船につかりながらの読書と、
焙煎したコーヒー豆を買ってきて、
家で挽いてコーヒーを
いれること。

# 5 生活費や医療費の心配 Q&A

## 生活を助けてくれるサービスや助成には どんなものがありますか？

**Point 1** 障害に応じて障害者手帳を取得すると、
さまざまな手当が受けられたり、割引になるサービスがいろいろある

**Point 2** 公的な制度はコロコロと変わる
昨年はあったのに今年はなくなっていた！ ということもあるので、
都度確認していくことが大事

### ＼ ご家族から ／

はっさくさん

**まずは障害者手帳を取得しよう**

安心してください。いろいろな手当やサービスがあります。まずは、障害の
ある人が各種の福祉サービスを受けるために必要な障害者手帳を取得しま
しょう。手帳を持っていると、いろいろな福祉サービスを受けやすくなった
り、税金の減免や、公共交通機関の運賃割引、自動車の燃料費の助成やタク
シー利用券の交付なども受けられます。（→助成例 p128）

デコポンさん

障害者手帳の種類によって申請先や
必要書類が違います。それぞれの問
い合わせ先で確認してみましょう！

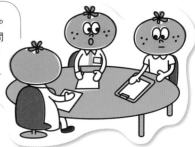

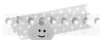

## 【 障害者手帳の種類 】

| 身体障害者手帳 | 療育手帳<br>（愛の手帳、みどりの手帳、と呼ぶ自治体もあり） | 精神障害者<br>保健福祉手帳 |
| --- | --- | --- |
| **対象者** | **対象者** | **対象者** |
| 体（目・耳・手足・内蔵など）に障害がある人 | 知的障害がある人 | 精神障害があると診断された人 |
| **交付場所** | **交付場所** | **交付場所** |
| 各担当福祉事務所または各市区町村窓口 | 児童相談所（18歳未満） | 各担当保健センター |

\ ご家族から /

はっさくさん

### なるべく早く申請するとサービス利用がスムーズ

障害者手帳の申請時期については、主治医の先生とよく相談してください。その子の障害の程度や今後の発達の見通しなどによって、申請時期が変わってきます。たとえば、わが家は子どもが4カ月のときに主治医のすすめで申請しましたが、却下されました。子どもが小さいうちは障害認定の判断が難しいと言われたりして、すんなりもらえない場合もあるようです。東京都の場合は、おおむね満3歳以降で申請となっていますが、手帳があると福祉サービスの申請などがスムーズになることが多いので、もし、お子さんの障害を受け入れることができて、これから頑張ろうと思えたならば、なるべく早く申請することをおすすめします。みかんぐみの子どもたちは、1歳を過ぎたころにもらった子が多いです。

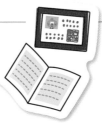

それぞれの手帳で受けられるサービスには、概ね、以下があります（→外出時に使えるサービスは→ p82 参照）

【 全国一律に行われている
　助成など 】

◆ 公共料金等の割引
　● NHK 受信料の減免
◆ 税金の控除・減免
　● 所得税、住民税の控除
　● 相続税の控除
　● 自動車税・
　　環境性能割及び種別割の減免
◆ その他
　● 生活福祉資金の貸付

　※自立支援医療（精神通院医療）
　　による医療費助成や、障害者
　　総合支援法による。
　　障害福祉サービスは、精神障
　　害者であれば手帳の有無は必
　　須条件ではありません。

【 地域・事業者によって
　行われていることがある助成など 】

◆ 公共料金等の割引
　● 鉄道、バス、
　　タクシー等の運賃割引
　● 携帯電話料金の割引
　● 公共施設の入場料等の割引
　● 上下水道料金の割引
◆ 手当の支給など
　● 福祉手当
　● 軽自動車税の減免
　● 通所交通費の助成
　● 心身障害者医療費助成
◆ その他
　● 公営住宅の優先入居

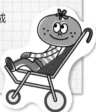

【 手当と年金の一覧表 】

|  |  | 0 歳 | 20 歳 | 65 歳 |
|---|---|---|---|---|
| 本人に支給 |  |  | 障害基礎年金 | |
|  |  | 障害児福祉手当※ | 特別障害者手当 | |
|  |  | 重度心身障害者手当※（都道府県によってあるところとないところがある） | | |
|  |  | 心身障害者福祉手当 | | |
|  |  | 難病患者福祉手当 | | |
| 養育者等に支給 |  | 特別児童扶養手当（重度または中途障害がある20歳未満の児童） | | |
|  |  | 障害手当（児童育成手当） | | |

■国の制度　■東京都の制度　■各市区町村で独自に行われている制度（この表では杉並区の場合）

※所得制限と年齢については、お住まいの地域にお尋ねください。

福祉職

福祉サービスだけでなく、さまざまな手当もありますよ。杉並区では障害手当（児童育成手当）、心身障害者福祉手当、難病患者福祉手当は重複して受給できません。窓口で詳しく聞いてみてください！

## 自治体の相談窓口がどう変わるのか ～杉並区の場合～

　杉並区は東京都23区の西端に位置し、23区中8番目の広さを持っています。昨年度、医療的ケア児及びその家族に対する支援に関する法律が施行され、国からの通知に「支援できる環境が整備されているところが未だ多くない」とありましたが、当区も整備されていない地域の一つだと課題を感じています。

　法律施行後、庁内連携を目的に関係する課が参加する連絡会議を開催し、各部署それぞれで取り組んでいた医療的ケア児支援の全体像が浮かび上がってきました。また、杉並区地域自立支援協議会の専門部会の1つに新たに医療的ケア児支援検討部会を追加し、当事者の保護者の方や支援関係者（福祉、保育、教育、医療など）が参加して、課題の共有や支援策について話し合うことになりました。また、令和4年度は医療的ケア児の保護者向けに実態調査を実施しており、年内に結果をまとめる予定です。杉並区では、こうした2つの協議の場を活用し、課題を検討する仕組みがようやくできてきたところです。

　さて、医療的ケア児の相談窓口について、保護者の方からは「支援内容によって相談先や担当者が異なり、どこに相談してよいかわからない」「少し先のことを教えてくれたり、案内してくれる相談者がいない」などの声が聞かれており、窓口のわかりにくさ、また周知が十分ではないことが課題でした。また、通所・通園施設の相談については、保護者の方が希望する施設の対象とならない場合など、相談先が見つからず、負担や苦労が大きかったと認識しています。

　令和5年度は、まず全数把握に努め、相談窓口を明らかにし、退院後の在宅生活から、区内の通所・通園施設等での受入れ等についても、それぞれの相談窓口が切れ目なく連携できるような仕組みづくりを、医療的ケア児等コーディネーターが中心に進めます。また、相談する担当者によって経験や力量の差が出ないよう、ご家族向けに相談の流れが分かるリーフレットの作成や職員研修を実施して、少しでも相談しやすい窓口をめざして私たちも動き始めたところです。

杉並区役所保健福祉部障害者施策課

# Question 2

## 役所で利用できる制度の情報を集めたり申請したりするとき、工夫したことはありますか？

### Answer

**Point 1** 事前に聞きたいことや、情報をまとめておく
具体的に自分が利用したいサービス例やイメージを伝える

**Point 2** 担当者がわからなくても、わかる人を窓口に出してもらう！

**Point 3** 利用できないと言われても、実状を知ってもらい、交渉する

ご家族から

バレンシアさん

**自分が受けたいサービスを具体的に伝えよう**

私はあらかじめ、制度についてネットで調べたり、お世話になっている訪問看護師さんに聞いたりして、情報をノートにまとめて、自分である程度理解してから役所へ相談へ行きました。多少なりとも知識があると「こういったサービスを受けたい」という自分の要望を整理できるので、具体的な相談や質問ができると思います。

ぼんちゃん

**担当者と信頼関係を築こう**

ただ漠然と「何か使える制度はないか」と聞くよりも、困っていることやどういうサービスを受けたいかを伝えたほうが、話が早いです。私の場合は、子どもが入院しているとき、同じ病院に入院していた子どものお母さんや訪問看護師さんから得た情報をもとに、「知り合いがこういう制度を使っているが、同じ制度を利用できないか？」「他の区にはこういう制度があるらしいけれど同じような制度はないのか？」などと相談するようにしていました。それでも、対応してくれた担当者の方が、障害者の制度についてあまりくわしくない様子だったり、受け答えがはっきりしなかったりすることもあります。そういうときは、「くわしい人に代わってもらえますか？」とお願いしていました。なかなか言いにくいかもしれませんが、役所の担当者とはその後もおつき合いしていかなければならないので、信頼して相談できる方を知っておくことはとても大事だと思います。

**デコポンさん**

周りに誰も相談できる人がいなくて、訪問看護も利用していないような親御さんはまず、主治医のいる病院のソーシャルワーカー（MSW）から情報を得て、直接役所へ問い合わせに行くのがよいと思います。保健師さんに相談するのもよいと思います。時間はかかるかもしれませんが、役所の方もわかるまで調べてくれるはず。あまり心配しすぎず、とにかく誰かに相談してみることが大切だと思います。

**はっさくさん**

役所は部署ごとに担当する仕事が決まっていて、他部署の仕事内容はまったく知らない職員の方も少なくないと思います。見当違いのところへ相談をもちかけると、担当部署を教えてもらうだけで時間がかかったり、ほしい情報が得られないこともあるかもしれません。そのため私は、「障害者については保健福祉部の○○課がやっているんだ」など、どの課がどんな仕事をしているのかをおおまかに調べてから区役所に相談に行きました。役所のホームページや、PR冊子などを参考にするとよいですよ。

**レモンさん**

**前例のないこともあきらめずに交渉を**

私が自身の経験から学んだのは、情報を聞くだけでなく「交渉も大切だ」ということです。たとえば「移動支援」を申請したとき。最初、相談支援専門員の方にお願いしたところ「未就学児は利用できない」と言われたのですが、うちの子は人工呼吸器による呼吸管理を行っていて、サポートしてもらえなければ外出ができません。本当に困る状況だったので、そのことを直接、役所の担当者に訴えました。最初はやはり「ダメです」と言われたのですが、わが家の状況をよく説明すると、自宅まで様子を見に来てくれることに。結果、移動支援を受けられることになりました。
物事をストレートに伝えてしまう私が直接交渉すると、役所の方との人間関係にも影響が出るかもしれないと、主人に交渉してもらいました。

## 専門職から

**リハビリ職**

**自宅まで来てもらい現状を知ってもらうことも**

国や自治体の制度は完璧ではありませんから、その枠組みだけで判断されると、本当に困っている人が見過ごされてしまうこともあると思います。もし、制度の狭間にあって困っている場合、どんな制度が利用できるかわからない場合は、とにかく直接、現状を見てもらうとよいと思います。
行政には、役所の障害者相談支援の担当者や福祉事務所の職員、保健センター（保健所）の保健師など、自宅まで訪問してくれる職種の人がいます。そういう人に「とにかく自宅や子どもの状況を見て、判断してほしい」とお願いしてみるのがよいのではないでしょうか。

5

生活費や医療費の心配 Q&A

uestion 3

# 医療費はどれぐらいかかるのか不安です。

 nswer

**Point 1** まず医療費助成の申請をしよう

**Point 2** わからないことは、
入院していた病院や、各自治体で聞いてみる

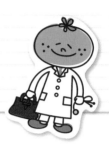

## ＼ ご家族から ／

甘夏さん

入院中に担当医や病院のソーシャルワーカーなどから、すぐに申請したほうがよい制度を紹介されることが一般的です。退院後、さらに情報がほしい場合は、利用している訪問看護師さんやヘルパーさん、先輩ママなどから情報収集をする人が多いようです。ただ、最終的には役所に確認し、申請する必要があります。

バレンシアさん

**医療費控除を申告しよう**

おうちで暮らすにあたり、さまざまな医療機器が必要となる場合があります。病院からのリースで医療機器を調達したり、小児慢性特定疾患児日常生活用具給付事業などの助成を受けられればよいのですが、残念ながらリースが使えなかったり、助成を受けられない場合もあります。医療機器は高額なため自己負担で調達するのはたいへんですが、そうした場合でも確定申告のときに医療費控除として申告すれば、所得税、住民税の負担が軽減されます。申告には領収書の保管が必須なので、領収書は必ず取っておきましょう。

## ＼ 専門職から ／

福祉職

医療費助成制度は、お住まいの地域と所得によって、対象年齢や助成範囲が異なったり、複数の制度を組み合わせることで自己負担額が変わってきます。まずは、病院のソーシャルワーカーや地域の障害福祉課などに相談して、お子さんとご家庭の状況にとって、ベストなものを選ぶようにしましょう。

## 【医療費助成制度例】
（未就学児の場合）

### 小児慢性特定疾病医療費助成制度

※自己負担額は上限0～1万5,000円（所得に応じて）
※対象の病気に対してのみ助成、18歳未満に限り適用

問い合わせ先 最寄りの保健所、保健センター等

### 乳幼児医療費助成制度
（こども医療費助成）

※疾患を問わず適用
※居住地域によって、対象年齢や助成範囲が異なります

問い合わせ先 お住まいの市区町村

**健康保険証**
※自己負担額は
1～3割
問い合わせ先
加入している
健康保険

＋

### 自立支援医療
（育成医療）

※自己負担額は上限0～2万円
※18歳未満の障害のある児童を対象に、その身体障害を除去・軽減する手術等の治療によって確実に効果が期待できる場合に提供される自立支援のための助成制度。身体障害者手帳の有無は問われない。具体的には健康保険を適用後の医療費の自己負担額に対し、所得に応じて最大2万円に設定しています
※指定医療機関・指定薬局のみで適用

問い合わせ先 お住まいの市区町村

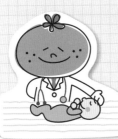

## 【産科医療補償制度】

　本制度に加入している分娩機関で出生後、分娩に関連して発症した重度脳性麻痺であると制度運営組織が認定した場合に、ご家族の経済的負担を補償する制度です。申請期限は、満5歳の誕生日までです。お子さんがこの制度を申請できるかどうかは、小児科担当医に聞いてみましょう。公益財団法人日本医療機能評価機構のサイト（http://www.sanka-hp.jcqhc.or.jp/）。

ぽんちゃん

下の一覧表にある医療費助成を申請すれば、治療費や入院費の多くがカバーされると思います。ただし、所得制限や、年齢制限、支給制限があります。どの助成を申し込めばよいのかや、申し込み方法は各自治体に問い合わせてみましょう。申請時に必要な主治医の意見書を書いてもらうのに文書代が必要です。

## 【 医療費助成の一覧表 】

原則として国の制度を優先的に活用します。併給できない助成もあり、ここでは杉並区の例をご紹介しますが、自治体により窓口も助成内容も異なりますので、詳細については各自治体に確認しましょう。

| 0歳 | 小学校 | 中学校 | 高校 | 18歳〜 |
|---|---|---|---|---|
| 難病の医療費助成 | | | | 保 |
| 難病の医療費助成 | | | | 保 |
| 小児慢性疾患の医療費助成 | | | 保 | |
| 自立支援医療（精神通院）の給付 | | | | 保 |
| 自立支援医療（育成医療）の給付 | | | 保 | 自立支援医療（更生医療）の給付　福 |
| 小児精神障害者の入院医療費助成 | | | 保 | |
| 乳幼児医療費助成 | 義務教育就学児医療費助成 | | 令和5年から高校3年生までの助成を予定 | 📞問い合わせ先 役所の子ども医療・手当に関連する部署 |
| | 義務教育就学児医療費助成 | | 高校3年生まで助成している自治体もあり | |
| ひとり親家庭等医療費助成 | | | | |
| 東京都心身障害者（児）医療費助成 | | | | 役 |
| 杉並区心身障害者（児）医療費助成 | | | | 役 |

■国の制度　■東京都の制度　■各市区町村の制度

問い合わせ窓口　保 →各担当保健センター　役 →役所の障害者担当窓口　福 →福祉事務所

## Question 4

### ヘルパーさんは
### どれぐらいの料金負担で利用できますか？

## Answer

### ヘルパーから（→ p44・45 参照）

居宅介護でヘルパーを利用した際にかかる自己負担金は、国で定められた給付費（ヘルパー利用した際に事業所に支払われるお金）の1割負担が原則です。かかった金額すべての1割負担となると、高額になってしまう場合もあります。ですので所得によって、負担上限額（4,600円と37,200円）があり、負担上限額を超えた分は払わなくてよいことになっています。また、この上限額は、居宅介護の障害福祉サービスと、放課後等デイサービスなどで使う児童通所支援の受給者証両方に書かれていますので、両方合わせたら倍になってしまう。と思ってしまいますが、これは償還払いといって、いったんは両方の負担上限額を払っても、両方合わせて上限額を超えた分は後から戻ってきます（例：負担上限額が4,600円の場合、ひと月、居宅サービスで3,500円・放デイで4,600円を支払ったが、後から上限額を超える3,500円が戻ってくる）。

居宅介護には、❶身体介護（排泄や入浴等にかかる身体の介助・医療的ケアも）、❷通院等介助（ご家族だけでは通院が難しい場合にヘルパーが付き添う）、❸家事援助（掃除や買い物などご家族ができない部分を援助する）があり、ご自宅で使う（入院中とか通院以外の外出には使えない）サービスです。どちらにしても、ご家族とご本人のニーズで申請するものです。

居宅介護ではお子さんへのサービスが対象になるので、身体介護で入っているヘルパーに買い物などの計画にないことを頼むことはできません。もしどうしても必要な場合は、自費のサービスとなります。

ヘルパー事業所を探すときには、居宅介護の内容によってどういった支援が必要で、どんなヘルパーがよいのか？（女の子の支援なら女性ヘルパーがよいとか、身体が大きくて抱っこに力がいるのであれば、それができるヘルパー等）を考えて依頼しましょう。医療的ケアが必要であれば、喀痰吸引等特定認定行為の指定を受けている事業所に聞いてみるとよいでしょう。でも、喀痰吸引等を行う事業所はまだ少ないので、医療的ケアをやっていない事業所でも、まずはお子さんに慣れてもらい次へ進むといったやりかたもあるかと思います。相談支援専門員と一緒に考えて探してください。

## uestion 5

仕事をしている方は保活やサポート体制を
整えるため、どんな準備をしましたか？
復職への流れを教えてください。

**A**nswer

　**医**療的ケアがある子どもの場合は安心して、かつ継続的に預けられる場所の
確保に困る場合が多く、就学後に預け先がなく仕事を辞めざるを得ない人もい
ます。しかし、家族の離職防止をうたった医療的ケア児支援法の施行で、今後
は預かり先の拡充など、環境整備が少しずつ進むと思われます。一方で、子ど
もや家族との生活を優先しつつ、少しずつ仕事をする、また仕事に限らずボラ
ンティア活動を行うなど、いろいろな選択肢も考えられます。

　ここでは仕事をするにあたっての準備や心構え、仕事をするかしないかの選
択の過程などを先輩家族に教えてもらいました。

### 【 先輩ご家族から❶ 】

**派遣社員を辞めて、フリーランスの翻訳者に**

●準備したこと
・ノートパソコン、イヤフォン、ヘッドセット
・専門ツールの購入

　長く派遣社員として働いていたのですが、2人目を出産後、子どもの度重
なる入院や在宅ケア、預け先がないなどの状況から外勤は諦めて、在宅でで
きる仕事をオンラインで探し始めました。子どもが1歳になるころに、クラ
ウドでの仕事を単発で少しずつ受けるようになりました。また、同時に知り
合いから翻訳者の登録も勧められたのでトライアルを複数回受けて、半年後
くらいにようやく正式登録ができました。登録後は土日・夜間を問わず、ケ
アや子育て、家事以外の時間はすべて仕事の時間としてきましたが、生活時
間を削ったことで私自身の体調管理が難しくなり、仕事と生活とのバランス
が取れなくなってきました。

　会社のマネージャーに状況を話し、今は細々とでも、常に翻訳の仕事に関
われる状況にしています。仕事に向き合うことで、子育てに不安を感じる時
間を減らすことができています。

## もともとの仕事を外勤・在宅を組み合わせて、フルタイムで継続中

●準備したこと
- ・保育園見学
- ・お互いの両親への説明、就労継続にあたっての協力
  （医療的ケアの手技取得を含む）依頼
- ・勤め先の育児時短等制度の確認
- ・上司への状況説明、就労継続可能かの相談

わが子を出産直後は、障害児を育てながら仕事は続けられないと思っていました。でも、GCU（回復治療室）入院中に保育士さんから「辞めるのはいつでもできる、まずは退院してから考えてみて！」と励まされ踏みとどまることができました。当時は将来のことなど考えられませんでしたが、子の老後まで親が経済的に支えるためにも復職できて良かったと思っています。

また子どもが入院中に、障害児保育園「ヘレン」ができたことを知り、退院前に見学に行きました。明るく元気な子どもの笑い声を聞いて、仕事のためだけでなく子どもを通わせてみたいと思いました。当時は、医療的ケア児に対応の園はヘレンのみでしたが、今は健常児が通う園でも対応可能なところもあります。入園後、お友達から刺激を受けて、時には医療的ケアを卒業するお友達の成長を見て、子どもの成長には子ども同士の刺激が必要だと実感しました。

なお、当時は医療的ケア児対応の病児保育はなかったので、復職後に備えて両親に協力を依頼し、退院前に手技を取得してもらいました。入園後は、訪問看護は時間が合わず利用できなかったため、体調不良時の相談先などはとても困りました。復職に向けて、勤め先には都度、現状報告と復職の意思を伝え、復職後は通院や入院付き添いで休むことなどを説明して理解を得ました。復職直後は子どもの体調が安定せず入退院を繰り返し、両親・職場には多大な迷惑をかけ、何度も辞めようかと思いました。しかし、そのたびに「辞めるのはいつでもできる」との言葉を思い出し、踏みとどまりました。今では子どもの体調も安定し、当時お世話になった方々に恩返しすべく仕事を続けることができています。

仕事復帰にあたり健常児のお子さんを育てる家庭と違い、職場への丁寧な説明と、いざというときに頼れる医療的ケアのできる協力者を、できるだけ多く手配しておくことが大事だと思いました。

5

生活費や医療費の心配 Q&A

## 仕事を退職し、業務委託で未経験の仕事に挑戦

●準備したこと
・パソコン等の環境整備
・新しいことに挑戦する勇気

　わが家の場合、子どもが生後2カ月半のときに病気が発覚しました。当初、育休1年の予定でしたが、人事に相談し3年に延長してもらいました。しかし、2013年当時は、医療的ケアのある子どもが入園できる保育園はなく、また、在宅勤務も制度が整っておらず、育休が明けたら、そのまま退職となりました。当時は簡単に仕事の継続を諦めてしまいましたが、もっと粘り強くいろんな方に相談してみれば道が開けたかもしれないなと思っています。

　退職後は、友人に在宅勤務可能な会社を紹介してもらい、業務委託で経理として働き始めました。経理の仕事は未経験で覚えることも多く、本当に大変でしたが、久々に働ける喜びを感じたのと、母でも妻でもなく私個人として人と関わることができる感動が大変さを上回り、日々懸命に取り組みました。子どもの病気がなければ未経験の仕事に挑戦することもなかったと思います。経理の仕事は想像以上におもしろく、新しい自分の一面を発見できたのは、今の私の糧となっています。その後2人目を妊娠したことで、介護・育児と仕事との両立は難しいと業務委託契約を解消しました。

　その数年後、長女が小学校に安定して通学できるようになったため、別の在宅勤務可能な会社で業務委託を開始しました。主人の転勤に伴い都道府県をまたぐ引っ越しをしたり、長女の体調悪化もあったりと状況は日々変わりますが、在宅勤務ができるため、仕事を継続できています。在宅での仕事を始める際、パソコン等の環境整備やスキル等が必要となりますが、「とりあえずやってみよう！」と勇気を出して始めてみて良かったと思っています。

## 【先輩ご家族から❹】

### 予定していたキャリアをあきらめ、新しい仕事でフルタイム勤務

　出産後も管理職として働き、キャリアを着実に積み上げていくのであろうと思っていた私にとって、わが子が障害を負い、仕事を諦めるという選択肢しか選べなくなる、という状況はとても恐怖でした。しかし、複数の医療的ケアを抱え、全介助の子どもを預かってくれる場所もなく退職せざるを得ませんでした。

　当時は、仕事という自分の中のアイデンティティ、大切なピースの一つがなくなってしまうような感覚でした。一方で、子どもとの日々は慌ただしさや苦労の中にも、喜びや幸せを感じる時間でした。生活が落ち着いてくると少しずつ仕事へ目が向き始めました。相変わらず子どもと24時間一緒でしたが、パソコンを使っての仕事は慣れていたため、自宅でできる仕事を探していました。経営企画という立場で組織づくりを担うチャンスに恵まれ、子どものケアをしながら時間をやりくりして働き始めるようになりました。

　極限に限られた時間で、優先順位のつけ方やタイムマネジメント、一つひとつの仕事への集中力は格段に上がったと思います。完全リモートでやり取りする術もこのときに身に着けました。これは、その後の自分の武器となり、フリーランスとして仕事を請けたりと、在宅ながらもさまざまな仕事にチャレンジできるようになりました。そして今は、子どもも小学生となり自分の時間も多く持てるように。フルタイムで働くご縁をいただき、やりがいも金銭的にも、キャリアが断たれてしまったと沈んでいた当時をしのぐことができています。運や偶然もあるかもしれませんが、チャレンジ精神を忘れず、少し先の未来を想像しながら、きっと自分の力になると信じて粘り強く取り組んできたことが、今につながっていると思っています。

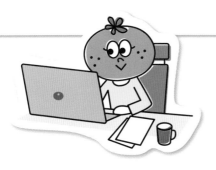

## 家族全体の負担を考え、すぐには働かない選択をした

　障害のある娘を出産したときには、3歳上の兄がいました。もともと子どもを持っても働き続けるつもりでいたので、娘を産んだときも育児休暇の後は復職するつもりでした。

　しかし、娘が1歳になる頃には「復職は難しい」と感じていました。当時は医療的ケアのある子どもを預かってくれる保育園がなかったことに加え、予想以上に娘の体調が安定せず、緊急入院を繰り返していたからです。しかも、入院には保護者の24時間付き添いが必須でした。「これでは看護休暇や有給休暇を全て使い切っても足りない。復職したら上の子にもこの子本人にも負担が大きくなる」と考え、退職準備を始めました。

　ただ、ちょうどそのときに3人目の子どもを妊娠したことで、その子の育児休暇を取得できました。1年間の猶予ができたため、その間に障害児を預かってくれる保育園の整備などが進むことを期待して退職することを思い留まりました。実際、3人目の子の育児休暇中に障害児保育園が開設し、障害のある娘を保育園に預け、復職する可能性が出てきました。

　ただ、結果的には夫と私も含めた家族全員の体力面・精神面・時間的制約などを総合的に考慮した結果、いま復職したら、家族の誰かに負担がかかりすぎる状況になると判断して退職に至りました。

　就労の継続こそできませんでしたが、親の会などで活動していく中で、もともとの就労時には縁がなかった仕事にも携わるようになりました。そこで得たスキルを使い、現在はNPO法人の就労支援事業による業務委託という形で在宅の仕事を行っています。

### 専門職から

訪問看護師

市区町村によって医療的ケア児の保育所受け入れには大きな差があります。東京23区のように障害児保育園ヘレンで受け入れてくれるケースはまれで、保育所・幼稚園や児童発達支援事業所等を利用して就業されるケースが多いです。

## 広がる就労支援のいろいろ

　NPO法人みかんぐみでは、障害児の保護者など就労の機会を得ることが難しい方を対象に就労支援事業を2019年よりスタートしました。その多くが母親で、子どもの病気がわかったことで、それまでのキャリアをあきらめざるを得なかった方々がほとんどです。お話を伺ってみると、皆さま素晴らしい資格やキャリアをお持ちの方が多く、日本全国の労働力が少なくなっている昨今、非常にもったいないと感じています。

　そこで、パソコンがあればどこにいてもできる業務を企業様から請け、就労支援メンバーに業務委託しています。インタビューの記事起こしや、プロジェクトの事務局、進行管理などと少しずつ業務の幅を広げているところです。従事された方からは、「久しぶりに仕事の感覚を思い出して楽しかった」「自分の手でお金を稼ぐという感覚が嬉しいです」というお声をいただいています。

　「就労したい」と願う誰もが、住んでいる地域や環境によってあきらめなくてもよい社会になるよう、この事業を拡げていきたいです。

　同じような取り組みをしているところは、ほかにもあります。ちょっとでも仕事してみたいなと思ったら、その思いを誰かに話してみると、支援者につながるかもしれません。

## 家族の就労や保育園入園に向けて訪問看護師が行う支援の一例

❶体調管理（保育園は体調が安定していないと通えないため）

❷相談支援（家族の就労に向けた相談に乗り、急な体調不良によるお迎え時の対応を話し合っておく等、必要ならば関係者と連絡を取り調整）。

❸情報提供（保健所保健センターの保健師と連携して必要な情報を提供し、家族に保育園の見学を進めてもらう、実際見学に同行することもあります）。

　※保育園の入園前に児童発達支援事業を利用して、体力の向上と生活リズムの獲得などを目的に、週数回から母子分離を進める場合が多いです。

❹保育園との医療的ケアの引継ぎ（入園が決まったら、往診医やステーションと連携して医療的ケアの引継ぎを行います。平日の訪問看護の利用が難しくなる場合も多く、母の復職後の週間予定を再調整します）。

❺入園後のフォロー（必要なら保育園に対し医療的ケアのフォローを行います、安定して通園できるか、体調変化などを自宅でフォローします）。

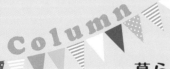

## 暮らしを助けてくれるサービス

主に18歳未満の障害児と
家族が利用できるものを一部、紹介します。
ピンク色の実 は、障害者手帳を持っていると使える
サービス・制度です（自治体ごとに違いがあります）。

**道具**

補装具費
支給
→ p158

日常生活
用具の
給付・貸与
→ p102

**助っ人**

生活
サポート

ささえあい
サービス

重度障害者
等包括支援

訪問入浴
サービス

居宅介護
→ p44

重度訪問
介護

地域の
支えあい
ネットワーク

自治体によって
サービスはいろいろ
公衆浴場無料開放や、
市営温泉の優待入浴と
いったサービスも

寝具
洗濯乾燥
サービス

**暮らしの
サービス**

訪問理美容
サービス
→ p120

戸別
ゴミ収集

オムツの
支給

家具等
転倒防止器具
取り付け

所得税控除
→ p128

住宅改修費
の助成
→ p27

公営住宅
申し込み

住民税控除
→ p128

**お金・住まい**

マル優
（小額貯蓄
非課税制度）
利子非課税

医療費控除
→ p132

住宅
修築資金の
融資斡旋

医療保険　　　　国の政策等
障害者総合支援法 介護給付
障害者総合支援法 地域生活支援事業
市区町村の事業等（杉並区の例）
都道府県の事業等（東京都の例）

## 医療

訪問診療・往診
→ p49

重症心身障害児（者）在宅レスパイト訪問看護事業

訪問看護
→ p42

## 預け先

日帰りショートステイ

在宅難病患者緊急一時入院

療育センター短期入所（ショートステイ）

ショートステイ（病院）

## 外出

福祉タクシー利用券交付
→ p82

移動支援
→ p82

自動車燃料費助成
→ p82

リフト付きタクシー補助券交付
→ p82

鉄道運賃割引

フェリー旅客運賃割引
→ p82

航空旅客運賃割引

自動車購入費貸付

有料道路通行料金割引
→ p82

## 割引

福祉タクシー介護タクシー
→ p83

福祉有償運送
→ p83

自転車駐車場等、使用料免除

プール・体育館等使用料減額

NHK放送受信料減免

バス料金割引
→ p82

公立美術館・公園入場料、駐車料金免除

携帯電話料金割引

保育料減額

手当
→ p128

郵便はがき無料配布

各サービスについて詳しくは、役所、福祉事務所などにお問い合わせください。

# 6 療育と発達の 気になること Q & A

Question 1

## 療育って早く始めたほうがよいのですか？ そもそも必要なのでしょうか？

**Answer**

**リハビリ職**

お子さんの体調や暮らしが落ち着いてきたら、気になるのがこれからの発達や将来のことですよね。「療育」というのは、個別や少人数の中で先生や友だちと遊んだり学んだりすることで、丈夫な身体や豊かな心、考えることなど、生きる力を育んでいくものです。

保育や療育を通して、子どもたちは身体の機能を向上させたり、聞こえてくる音や物の色、形や数の概念といった理解を深めたりすることができます。また、家族以外の人や場所と関わることが大きな刺激となり、興味や関心、表現の幅が広がることもあるでしょう。

退院する際に病院のソーシャールワーカーさんにすすめられた、というお母さんもいると思います。ただ、早く始めれば始めるほどよいというものではなく、お子さんの状況や特性に合わせたタイミングで、無理のない範囲から始めるのがよいと思います。集団の中に入ることは大きなメリットもありますが、感染症や過刺激といったデメリットも考えられます。相談は、3～4カ月健診後を1つの目安にして、保健師さんや訪問看護師さん、主治医とよく相談してください。

ただ、リハビリは早くから始めたほうがよいと言われています。医療機関の中で行うリハビリは、主治医が判断して早い段階から取り組めるものになります。先生と相談して身体の動かし方を教えてもらい、一緒に学んでいくことがよいと思います。また親子（母子）で1～2カ月入院して集中的にリハビリを行う医療機関があります。入院に際しては、施設の設置主体によって医療保険での入院か障害者福祉サービス受給者証での利用になります。

また、療育の現場で保育者や友だちと接する中で、子どもたちは自然と人との関わり方(コミュニケーションスキル)を学んでいきます。コミュニケーショ

ンスキルが上がれば、家族とのやりとりも、より楽しくなっていきます。コミュニケーション方法や人、場所を意識した動作を一緒に模索して学習していく場が療育です。療育は、お子さんも家族も私たちも一緒に成長できるのがよいところだと思います。

## ＼療育センターに通わせているご家族からは／

はっさくさん

**焦らなくても大丈夫！**

療育を受けるメリットは親同士、子ども同士の出会いがあること、通う場所ができて生活のリズムが整うこと、生活全般に関わるアドバイスを受けられることなどです。「早く受けなきゃ」って焦らなくても大丈夫ですよ。おうちでの暮らしが安定したらのぞいてみましょう。

ぼんちゃん

**成長のスピードが違うような気がする**

私は「同じくらいの年齢の子の集団に入ることで、子どもが少しでも社会性を身につけていってくれたら」と思って療育施設に通わせていますが、ここ数年、その願いが叶っているなと感じています。たとえば、「やりたい」「やりたくない」といった自分の気持ちを、彼女なりに親以外の人が見てもわかるようなかたちで表出できるようになってきました。先生方と「○○ちゃん、嫌なとき、こういう顔をするよね」「そうそう！」などと話す機会も増えて、子どもの成長を先生方と一緒に喜べるのがうれしいです。家にいて、1日中母親とだけ接していたら、こうはならなかったと思います。
また、子どもが通っている療育センターでは、徐々に親の付き添いを減らしていけるのですが、私が付き添っていたときと、私とちょっと離れるようになってからでは、成長のスピードが違うような気がします。「お母さんが隣にいないから」と子どもなりにがんばっているんじゃないかなと思うんです。それもまたうれしいですね。
子どもがどんどん成長する時期、その成長を助けてくれる場所にいるってことが大事なんじゃないかなと感じています。

はっさくさん

**成長や可能性を見つけていけることに気づけた**

うちの子どもも、ニコニコしていたと思ったら「嫌！」って顔をしたり、あいさつができるようになったり、表現の幅が広がったなと感じます。これも先生がいろいろ話しかけてくれたり、お友だちと遊んだりしているおかげですね。
それに「○○ちゃん、こんなことができたよ」「今、こう思っているんじゃない？」と先生の言葉から、親の私が子どもの新しい面を教えられることも多々あります。こんなふうに、子どもの成長や可能性を見つけていけるんだということに気づけて、子どもと深くコミュニケーションがとれるようになったと思います。

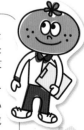

甘夏さん

**社会性を身につけてきていると感じる**

わが家は一人っ子なので、家のなかにいると、どうしても子ども中心になりますから、子どもからすれば「世界は自分を中心に回っている」ように感じるかもしれません。でも療育センターのなかでは、いろいろなお友だちがいて、先生が自分にだけかまってくれるわけではありませんし、何かの拍子でお友だちに叩かれたり嫌な思いをすることもあります。そうやっていろいろな経験をすることが、すべて学びになっているんだろうなと思います。たとえば、外ではニコニコ愛想を振りまいて、その反動なのか、家ではぐずったりする姿をみると、うちと外で自分を使い分けていて、子どもなりに社会性を身につけてきているのだなと感じます。これからも刺激をいっぱい受けて、成長していってほしいです。

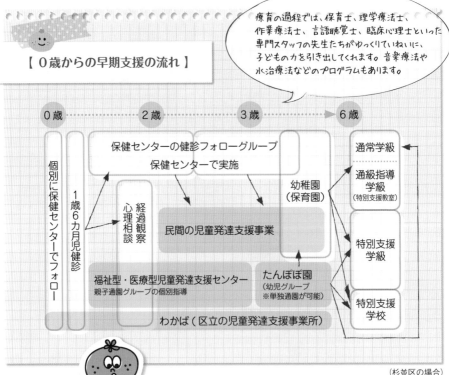

療育の過程では、保育士、理学療法士、作業療法士、言語聴覚士、臨床心理士といった専門スタッフの先生たちがゆっくりていねいに、子どもの力を引き出してくれます。音楽療法や水治療法などのプログラムもあります。

【 0歳からの早期支援の流れ 】

0歳 …… 2歳 …… 3歳 …… 6歳

個別に保健センターでフォロー

1歳6カ月児健診

心理相談 経過観察

保健センターの健診フォローグループ
保健センターで実施

民間の児童発達支援事業

福祉型・医療型児童発達支援センター
親子通園グループの個別指導

わかば（区立の児童発達支援事業所）

幼稚園（保育園）

たんぽぽ園
（幼児グループ
※単独通園が可能）

通常学級

通級指導学級
（特別支援教室）

特別支援学級

特別支援学校

（杉並区の場合）

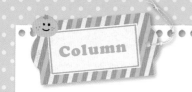

# 児童発達支援センターと 医療型児童発達支援センター

## 児童発達支援センター（通所）

　児童発達支援センターは、「児童発達支援を行うほか、施設の有する専門性を活かし、地域の障害児やその家族への相談、障害児を預かる家族への援助・助言を合わせて行う地域の中核的な療育支援施設」です。肢体不自由児については支援内容の1つとして「治療」が行われることのニーズを踏まえ、肢体不自由児を対象として「医療型児童発達支援センター」があります。今後、児童福祉法が改正されるのを受けてセンターが一元化される予定です。

　😊 福祉サービスを行う「福祉型（福祉型児童発達支援センター）」

　　　名称はいろいろで、杉並区では、「こども発達センター」となっている。
　　　詳しい内容は→p151参照。

　😊 福祉サービスに併せて治療を行う「医療型（医療型児童発達支援センター）」

　　　医療型児童発達支援センターか、指定の医療機関で実施している。
　　　通所している子どもだけに治療と療育を行う。

　障害児に対する通所施設は、以前は障害種別ごとに分かれていましたが、複数の障害に対応できるよう平成24年度より一元化が行われました。ただし、これまで同様に障害の特性に応じたサービス提供も認められています。

　　　　　　→どこにあるのか知りたい場合は、役所の障害者課などに問い合わせてください。

## 医療型児童発達支援センター（外来診療・通所・入所）

　障害をもつ子どもたちに対して、通所あるいは入所により治療・訓練・保育・生活指導を総合的に行っています。また、外来部門では、障害をもつ子どもたち、または障害の疑いのある子どもたちの早期発見・早期治療を行っています。

　「〇〇療育センター」という施設名称は都内にいくつかありますが、法的には明記されておりません。医療型障害児入所施設を併設していたり、短期入所サービスや成人の方の日中活動系サービスを行っているところもあります。

※療育とは「医療」の「療」と「教育・保育」の「育」を合わせた言葉。療育センターとは心身障害児の医療と療育を総合的に行う施設です。主に、❶高度な療育サービスの提供、❷在宅障害児の地域生活を支援、❸情報の発信基地、という役割を担っています。診療部門と療育部門があり、まずは診療部門で診察を受け、検査等で子どもの状態を把握。診断が出てからリハビリや療育を始めます。

# 療育を受けるには、どうすればよいですか？

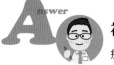

## 福祉職から

療育（児童発達支援）を受けるための手続きの大きな流れは、下図のようになります。

【 療育を受けるための手続きの大きな流れ 】

各市区町村の保健センター、役所の児童発達相談窓口（自治体によって係や課の名称はいろいろ）、子育て支援センター、児童相談所などに連絡

**初回相談の予約**

> 3、4カ月健診の後を
> ひとつの目安に
> 連絡してみましょう！

**相談・発達評価**
・対象要件の確認
　（医療機関による診療情報提供書、
　　または子どもの状態がわかるものを持参）

**事業所の紹介**

> 公的機関のほか民間の児童
> 発達支援事業所もあります。
> 医療的ケアが必要な子でも
> みてくれる看護師さんたち
> がいる場所もあります。通
> うのが難しいときは、自宅
> で「訪問療育」を行ってくれ
> ることもあります。

**各事業所の見学・体験**

**方針決定**（利用日数・利用方法などについて相談）

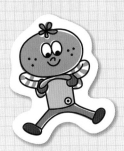

**申請手続き**

❶利用申請

❷児童支援利用計画案
（障害児支援利用計画案）の作成

※計画案の作成は、杉並区の場合は、相談支援事業所・
児童発達相談係・こども発達センターなどに依頼。
最初に問い合わせたところで聞いてみましょう

❸計画案の確認

❹計画案を役所に提出

（杉並区の受給者証）

**支給認定会議**
（各自治体が療育の必要性、利用日数・期間等
について審査）

**受給者証の発行**

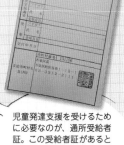

児童発達支援を受けるため
に必要なのが、通所受給者
証。この受給者証があると
1割負担で療育を行う事業
所に通うことができます。
受けられる日数や期限、利
用負担額などが書いてあり
ます。

**事業所と契約**

**療育開始**

\ 専門職から /

訪問看護師

施設で行う療育だけでなく、家庭内で行う療育は、タッチングや抱っこなど
生まれたときから取り入れていけるもので、自然とやっているケースが多い
です。今は訪問療育を行う事業所も増えています。

## 児童発達支援センターってどんなところ？

### 福祉職から

心身の発達に心配がある子どもと家族を支援する場所です。歩き始めるのが遅い、ことばが遅い、友達とうまく遊べないなどの就学前のお子さんを対象に、情緒面・コミュニケーション・運動面に関わる課題に対して、個別または集団での指導や支援を行います。

**杉並区が行っている**
**児童発達支援センター、児童発達支援事業所の場合**

**子どもへの支援**
**保護者への支援**

通園グループ指導「たんぽぽ園」、「わかば」
　　　　　個別・集団指導
　　　　　（リハビリ、言語心理、親子グループ）
医療相談：小児神経科、整形外科、
　　　　　児童精神科、歯科（摂食）
専門相談：心理、言語聴覚士、
　　　　　理学療法士、作業療法士、
　　　　　看護師、栄養士、相談員

**地域支援**

幼稚園や保育園への訪問支援
民間児童発達支援事業所
保健センター
子ども家庭支援センターとの
連携など

**研修会・講習**

保護者や関係機関の
職員向けに講演会などを開催

\ **専門職から** /

通園スタッフ

通い始めの頃の子どもは、とても緊張しているので、まずは、環境に慣れるように支援しています。通園に慣れてくると、友達への興味が芽生え、人間関係が広がっていきます。保護者と離れて集団生活を送る経験は、子どもにとって自信となり、成長につながっています。

## 通園グループ指導とは何をするところ？

**障害のある子どもたちが通える幼稚園・保育園みたいなところ**

はっさくさん

杉並区の場合、福祉型児童発達支援センター（こども発達センター）の中にある「たんぽぽ園」と民間に運営を委託されている区立の児童発達事業所の「わかば」があります（通園のみ）。子どもの心身の発達を促し、健やかな成長をはかるためには、「楽しく遊ぶ経験」が大事、という考えのもと、子どもたちがたくさんの遊びの活動を通して、経験の幅を広げていけるように、いろいろなカリキュラムが組まれています。

たんぽぽ園とわかばの違いとして、たんぽぽ園は発達障害なども含め障害の程度で考えると幅広いお子さんが通園しています。わかばは主に重症心身障害の子を対象としており、子どものペースで活動に参加できます。0歳から通園でき、希望者は全員送迎バスが利用できます。異年齢のクラス構成です。たんぽぽ園もわかばも単独通園だけでなく、保護者と一緒に通う日があって、保護者同士の情報交換の場にもなっています。先生に心配や悩みごとを相談したり、子どもの成長を確認できたり、保護者にとっても大切な場所になっています。みかんぐみメンバーもここで出会いました。

## 【 たんぽぽ園での1日の過ごしかた 】

園で過ごす時間は
1回につき4時間

1グループ
8名程度。
担任は2名＋
補助職員数名

所得に応じた
費用負担や
給食費などの
実費負担あり

給食は
それぞれの発達に
合わせた食形態で
出してもらえます

**登園**
- 自由遊び
- 音楽遊び
- 朝のあつまり
- 定期健診
- 制作遊び
- 設定遊び
- プール
- 感触遊び
- 音楽療法
- 運動
- 水療育
- 給食
- 集団遊び
- 遠足
- 散歩
- 自由遊び
- リハビリ
- 園庭遊び
- 造形療法
- 帰りのあつまり
- プレイルーム

## 【 杉並区立こども発達センターのリハビリ 】

### 【 理学療法 】

[ 担当：理学療法士（PT）]

　子どもの成長に合わせ、自然に獲得できることは
何か、自ら学ぶのが難しいことは何かを確認します。
PT さんは、その子の身体の状態に合わせてさまざま
な方法や道具を使用して、日常生活の身体の使い方
や日常的なケアの方法を教えてくれます。より重度
の活動に困難がある子どもに対しては、補装具、車
いす、座位保持装置などの活用法、呼吸管理、痰を
出しやすくする方法、麻痺や手足がかたまってしま
う拘縮の予防・改善・軽減など、生活が豊かに、成
長が促されるように支援しています。

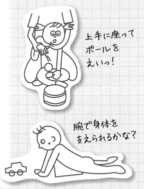

上手に座って
ボールを
えいっ！

腕で身体を
支えられるかな？

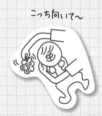

こっち向いて〜

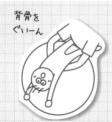

背骨を
ぐいーん

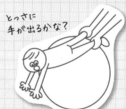

とっさに
手が出るかな？

### 【 摂食指導 】

[ 主な担当：作業療法士（OT）、歯科医師 ]

　食べる機能は、学んで徐々に獲得する機能です。
飲み込む（嚥下）→押しつぶす→咀嚼する→食具を
操作して自分で食べるという段階を、その子どもに
合わせて支援しています。
　専門職は、その子の食べ方をじっくり観察して、
成長段階に合った食べ物の形態や食べさせかた、姿
勢などを教えてくれます。ちょっとずつ形のある食
べ物に挑戦していくと、段々と上手に食べられるよ
うになっていきます。食べるのが上手になると、お
話も上手にできるようになっていきます。

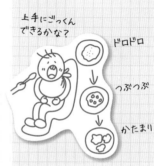

上手にごっくん
できるかな？

ドロドロ
↓
つぶつぶ
↓
かたまり

## 【 作業療法 】

[ 担当：作業療法士 (OT) ]

　今だけではなく、今後必要になる生活動作を確認し、一つひとつステップアップできるように一緒に確認します。OTさんは、実際の動作につながるような身体や手足の動きを遊びの中に取り入れながら、楽しく学ばせてくれます。また、摂食相談や自助具の作成、車いすや座位保持装置の活用法も行っています。

　動きに制限が多い子には、五感を使って楽しめるようにおもちゃやスイッチなどを使って、ほかの職種と協力しながら支援しています。

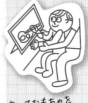
絵を描いてみよう！

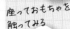
座っておもちゃを
触ってみる

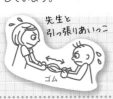
先生と
引っ張りあいっこ
ゴム

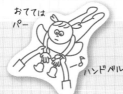
おては
パー
ハンドベル

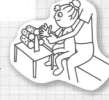

## 【 言語心理指導 】

[ 担当：言語聴覚士 (ST)、臨床心理士 ]

　認知面・言語面のほか、情緒や対人間関係の発達を促すことを目的に、遊びや課題に取り組みます。課題といっても、おもちゃやタブレットなどを使って、ときには保護者も一緒に楽しく遊びます。

　言語心理指導員さんは、その子の取り組む様子や反応などを見ながら、どういうことが得意でどういうことが難しいかを観察して、苦手分野にどう対応し得意分野をどう伸ばすかなどを一緒に考えてくれます。

　反応が小さくてわかりにくい子どものことも、じっくり観察して、保護者に発達段階を伝え、一緒にその子が関心を持っていることや楽しめること、また、コミュニケーションの取りかたを見つけていきます。

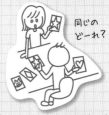
同じの
どーれ？

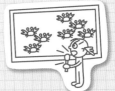
声を出すとカニさんがゾロゾロ

手を上手に
使えるかな？

どんな音が好き？
タブレット

ぱちっとはまると
「やったー」

カードをはめてスライドすると
音が鳴る
Mooo

## Question 4

# 幼稚園や保育園、その先の学校に
# 通うことができますか？

### Answer

### 福祉職から

障害の程度に応じて通える保育園や幼稚園、学校があります。まず
は役所の保育課や障害福祉課などに問い合わせて情報をもらいましょう。医療
的ケアのある未就学児の受け入れ先は広がりつつあります。各自治体で状況が
違いますが、公的なものであれば、医療的ケアのある子も通所できる児童発達
支援センターの中の通園グループがあります。また、数は少ないですが民間の
障害児保育園などもあります。

また、保育士と1対1の体制で行う居宅訪問型保育という制度もあります。

### 公立保育園

公立の保育園には障害児指定枠があり、一般の保育園入園の条件を満たした
上で（一部地域では就業していない親の場合でも入園が認められるケースもあ
るようです。問い合わせてみましょう）、決められた人数内であれば入園でき
ます。指定枠で入園すると、園の職員体制を増やして障害に配慮した保育を受
けられます。ただし、自分で歩行ができない子や医療的ケアがある子どもにつ
いては、別に審査・調整が必要な場合があります。杉並区では、医療的ケア児
の受け入れ体制の整備を進めています。他の市区町村では、医療的ケアが必要
なケースは民間の保育園のみで受け入れるところもあります。

### 障害児保育園

医療的ケア児も受け入れるとうたっている園は、東京都杉並区にある障害児
保育園ヘレン（→ p162）など全国的にみても非常にわずかです。「医療的ケ
ア児支援法」を受けて増えてきていますが、さらにこれからこういった保育園
の数が増えていくことが期待されています。

## 【 障害がある子のための保育・教育の場一覧 】

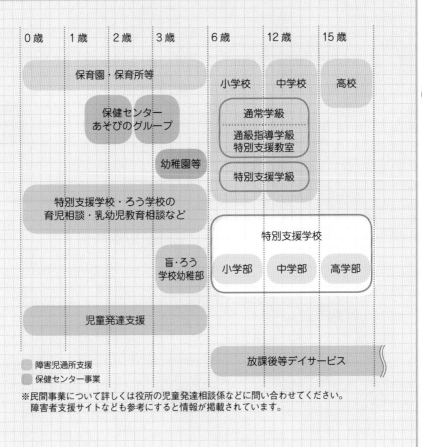

| | 0歳 | 1歳 | 2歳 | 3歳 | 6歳 | 12歳 | 15歳 |
|---|---|---|---|---|---|---|---|
| | 保育園・保育所等 | | | | 小学校 | 中学校 | 高校 |
| | | 保健センター<br>あそびのグループ | | | 通常学級 | | |
| | | | | | 通級指導学級<br>特別支援教室 | | |
| | | | 幼稚園等 | | 特別支援学級 | | |
| | 特別支援学校・ろう学校の<br>育児相談・乳幼児教育相談など | | | | 特別支援学校 | | |
| | | | 盲・ろう<br>学校幼稚部 | | 小学部 | 中学部 | 高学部 |
| | 児童発達支援 | | | | | | |
| | | | | | 放課後等デイサービス | | |

■ 障害児通所支援
■ 保健センター事業

※民間事業について詳しくは役所の児童発達相談係などに問い合わせてください。
　障害者支援サイトなども参考にすると情報が掲載されています。

福祉職

**まずは役所などに問い合わせてみる**

まずは、役所などに問い合わせてみます。また、主治医からお子さんが集団生活を受けられる状態にあるかどうかを確認しましょう。実際に登園できる先が見つかったら、お子さんの準備としては近所の散歩などを経験してみる、また家族側の準備としては、交通手段の確認や、保育園でお子さんの状態についてお互いに理解が進むように話し合いをもちましょう。緊急時の対応も共有しておけるとよいですね。

訪問看護師

**ご両親の就労支援が充実してきた**

在宅レスパイトは、ご両親の就労支援目的でも利用できるようになりました。その他、就労支援での障害児保育園や在宅サービスがあります。

## 子どもに合った療育の場をどう探す？

　息子は肢体不自由の重症心身障害児ですが、手帳に記載されている障害の程度、病名、症状だけでは、子どもに必要な療育がどんなものか、親でさえもわからず、育てていくうちに徐々にわかってくることもあるかと思います。

　選択肢があるならば、複数施設を紹介してもらい見学するなど、ネットなどで見る情報だけではわからない、施設ごとに細かな特徴を確認したほうが良いと思います。

　たとえば、わが家なら住所地から選ぶと2つの施設があり、A施設は教育を見据えた幼稚園に近い感じ、B施設は生活中心の保育園に近い感じ、という差がありました。わが家は最初、家から近いA施設を選びましたが、プログラムについていけなかったりして途中でB施設に移りました。一度入ってみて、転園してもよいと思います。わが家が特に違うと感じた療育内容は、食事提供方法、口腔ケアの有無、活動プログラム、また親の負担感です。

　同じ医療的ケア児といっても、医療デバイスが複数ついていても動けるお子さんと、息子のようにデバイスはなくても寝たきりの子どもでは、必要なプログラムや参加できる内容も変わってきます。体をストレッチするだけでも疲れてしまう息子の場合、がんばって通っては体調を崩して入院となり、しばらく通えないというサイクルを繰り返していました。今なら息子には、横になったまま参加できるゆったりとした療育が必要だったのだとわかります。お子さんの成長にあわせて必要なプログラムが選べたらよいなと思います。

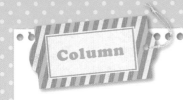

たんかんさん
パパの気持ち

# 幸福と希望への道は 必ず開かれている

「皆さん、絶対に大丈夫です。今が一番、大変なんです。この先は良くなる一方です」

ある障害者の保護者向けイベントで、講師が語ってくれた一言です。わが家も本当にこの通りでした。

「寝たきりで、喉に開けた穴から呼吸をし、痰が詰まらないように常に吸引が必要です。口では食事ができず、胃ろうから栄養を注入することになります」。もし、生まれる前に、長男についてそう聞かされていたら、尻込みしていたに違いありません。確かに、文字にすると深刻ですが、「今の一家3人の生活は、明るくて楽しいよ」と、あの時の自分に伝えたいです。

もちろん苦しい時期もありました。痰の吸引は30秒〜1分ごと。2時間かけて寝かしつけても、30分後には目を開けている。同じ姿勢で寝続けたため、右側しか向けず、頭の形も変わるほど……。

出口が見えず、絶望しかけたこともありましたが、妻の両親はじめ、在宅ケアを支えてくれるさまざまな人の助けと、5回の手術を経て、状況は年々改善していきました。今、吸引の頻度はめっきり減り、睡眠は連続8〜10時間はとれています。左側を向いて長時間、遊べるまでになりました。

むしろ危機は、ケアの大変さではなく、自分の心の中にあったと思います。疲れた妻の、些細な一言に反発し、「そこまで言うなら、自分でやってよ」と何度、口にしてしまったでしょう。

心の中で、フーテンの寅さんの曲が流れ、"それを言っちゃあ、おしまいよ"と、自分に突っ込みを入れるが、後の祭り……。ありがたいことに、妻は決して「わかったわ。もうやらなくていい」と開き直りませんでした。それが、今まで走り続けられた最大の要因だったと感謝しています。

この5年間、かみしめてきた作家パール・バックの言葉があります。

「悲しみには錬金術に似たところがある」「悲しみが喜びをもたらすことはありませんが、その知恵は幸福をもたらすことができるのです」（『母よ嘆くなかれ』）

障害が完治することはなくても、幸福と希望への道は必ず開かれていると確信しています。

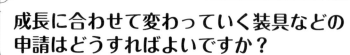

## Question 5

# 成長に合わせて変わっていく装具などの申請はどうすればよいですか？

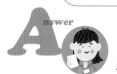

## Answer

### リハビリ職から

　成長していくと、お子さんの状態によって下肢装具、座位保持装置、車いす、起立台といった補装具が必要になる可能性があります。そのとき、お子さんにどんな補装具が必要かは、主治医やリハビリに関わっているスタッフ（理学療法士・作業療法士）がすすめてくれます。おうちや外出時にどんなことで困っているかを相談することも適切な補装具作成には必要なことですので、ぜひ相談してみてください。

　身体障害者手帳を持っている方は、給付の対象になる可能性があります。そのため、装具を作る時に給付を使われる場合は、福祉事務所（市区町村の窓口）に申請が必要です。補装具作成は、医師が判断し、業者さんやリハビリのスタッフと一緒に相談、検討し、福祉事務所が決定します。購入だけではなく、平成30年4月より貸与も可能になりました。お子さんに合わせた装具ですから、貸与では難しい部分があります。歩行器などは貸与を活用できると良いですね。

　補助具を使用するだけでなく、自宅を改修（浴室扉を折り戸に変えたり、リフトを設置して居室からの移動を容易にするなど）することで生活しやすくなることがあります。改修費用の一部が助成されることがあります（助成の要件があります）ので、役所にお問い合わせください。

#### 車いすとバギーの違い

　乳児期に使用しているベビーカーの延長上にバギーがあると思います。最近のバギーは、座位保持機能が付いているものや、ある程度成長しても使用できるものも増えてきています。バギーは、簡易で介助者が簡単に動かしやすいというメリットがありますが、自分で動かすことが出来ない上に、タイヤが小さく、乗っている本人の負担が大きいというデメリットもあります。姿勢の保持・変換がしづらいということもあり、就学する年齢くらいから車いすへの切り替えをおすすめすることが多いです。

　車いすは、移動する手段だけではなく、いすとしての機能も有します。本人の身体や使用状況に合わせてフルオーダーで作成することが可能です。身体が大きくなり、体重が増えたり、動きが大きくなっても対応が可能です。その人に合わせられるので、学校の中での移動だけでなく、生活の中で使いやすくするため、よく相談して作成されることをおすすめします。

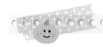

## 【 補装具のいろいろ 】

### 【 補装具 】

　身体障害のある人たちの身体機能を補完・代替する「補装具」。初めて作る補装具は、治療の過程として健康保険で申請することがあります。継続的に使用する必要があり、サイズアップなど作り替えの際に、障害者手帳を持っている方は申請になります。

　また、自費のサブスクサービスなどもあります（例：シュクレN）。

### 【 日常生活用具 】

　補装具とは別に日常生活を容易にするために、シャワーチェアー（入浴補助用具）やベッド（特殊寝台）などの給付、貸与の制度があります。福祉事務所にご相談ください。

### 【 補装具の種類 】

● バギー、車いす⇒移動手段
● 座位保持装置⇒安定した座位保持
● 下肢装具（支柱付き・プラスチック製）、ハイカットシューズとインソール⇒歩行や立位時に正しく加重がかけられるようにする、足の状態の改善
● 起立台⇒立位の補助
● 歩行器⇒歩行の補助

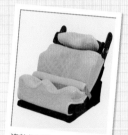

姿勢保持装置（シュクレN）
（写真提供：株式会社アシスト）

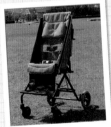

バギー
（写真提供：株式会社きさく工房）

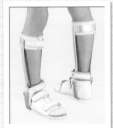

下肢装具
（写真提供：川村義肢株式会社）

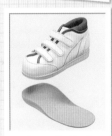

くつ・インソール
（写真提供：川村義肢株式会社）

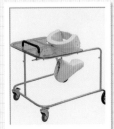

歩行器
（写真提供：株式会社有薗製作所）

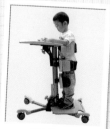

起立保持具
（写真提供：パシフィックサプライ株式会社）

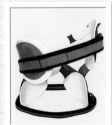

動的体幹装具（DSB）
（開発：大阪発達総合療育センター）

# Question 6

## 地域の人へは
## どのように対応していますか？

### Answer

| Point 1 | あまり気にしない。聞かれたことは全部答える |
| Point 2 | 自分からあいさつする |

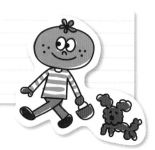

### ＼ ご家族から ／

シークワさん

**素直に全部答えている**

最初はいやでしたが、時間が経つと見られたり聞かれたりするのも慣れます。「どんな病気なの？」と聞かれたら、素直に全部答えています。

ぽんちゃん

**相手が理解できる範囲で答えている**

病気について聞かれたときは、言ってもわからないこともあるので、くわしい説明はしません。相手にどう話そうかと考えると、疲れてしまうので、相手が理解できる範囲で答えます。それに、自分が言いたくないことはあえて言わなくていいと思っています。

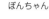

バレンシアさん

**いつかは笑顔で返したい……**

はじめは人の目が気になって引きこもっていましたが、今は他人から見られても気にしない、というか無視しています。いつかは笑顔で返したいですね……。

はっさくさん

## できる限りこちらからあいさつをするようにしている

じっと見られたりするのは良い気持ちはしませんね。ただ、相手がどういう気持ちで見ているのかは、こちらが過度に考えすぎな場合もあるので、できる限りこちらから「あいさつ」をするようにしています。続けていると向こうから声を掛けてくださることが増えました。

レモンさん

## 気にしないようにしている

自分の場合は、基本的に気にしないようにしています。福祉車両の乗車、救急車などでご近所の方はなんとなく察してくださっていると思っています。

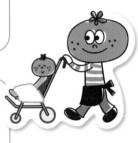

デコポンさん

## 毎日あいさつをしている人がいる

毎日あいさつをしていた同じマンションの人から、コロナ禍でマスク不足のときに「お子さん大変でしょ？」と手作りのマスクを頂きました！　本当にありがたかったです。

甘夏さん

## 相手の方も話し掛けるきっかけを待っているかもしれない

通園に行く通り道がちょうど近所の小学校の通学路でした。交差点にいる交通安全指導員の方と会うたびにあいさつをしていたら、ある日、相手のほうから「おはよう！　今日はよく笑っているね」と声を掛けられました。地域の子どもの1人として受け入れられた気がして、すごくうれしかったです。その後も会うたびに「おはよう」「おかえり」を声を掛けてくれます。相手の方も、話し掛けるきっかけを待っていてくれたんだな、ずっとがんばってあいさつし続けていてよかったと思いました。

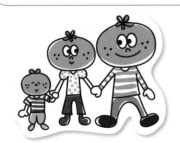

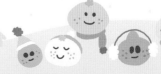

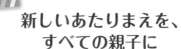

# 新しいあたりまえを、
# すべての親子に

　人工呼吸器や痰の吸引などの医療的なケアが必要な子は、全国に約2万人おり、この15年で2倍になったと推計されています。

　私どもフローレンスは、そんな医療的ケア児や重症心身障害児とその家族を支援することを通じて、私どものビジョンである「みんなで子どもたちを抱きしめ、子育てとともに何でも挑戦でき、いろいろな家族の笑顔があふれる社会」の実現を目指しております。では、そんな新しい社会実現のために、実際に行っている事業について紹介します。

## 医療的ケア児および重症心身障害児向け保育施設「障害児保育園ヘレン」・自宅でのマンツーマン保育「障害児訪問保育アニー」

　2012年に「医療的ケア児を預かってくれる保育園がない」という声をいただいたことをきっかけに、「障害児保育園ヘレン」は2014年9月に杉並区荻窪にて開園いたしました。開園にあたっては、東京都杉並区役所の障害者施策課のご尽力なくしては実現できませんでした。そこから、「障害児保育園ヘレン」は都内を中心に5園に増え、フローレンスの障害児保育はスタートしました。そして、その翌年「障害児訪問保育アニー」は、「障害児保育園ヘレン」では手の届かないご家族を対象にスタートしました。

　「障害児訪問保育アニー」は、保育スタッフがお子さんのお宅に直接伺い、保育やケアを1対1で提供します。痰の吸引等の研修を受けたスタッフが保育中の医療的ケアを行うことで、重症心身障害児にも対応します。また、自宅保育中には訪問看護ステーションから看護師が自宅に訪問し、お子さんの健康状態を確認しています。1人のお子さんに保育スタッフが専任でつき、継続してお子さんの成長を見守ります。

## 看護師による障害児向けのシッターサービス
## 「医療的ケアシッター ナンシー」

　ヘレン・アニーを通して新たに見えてきた課題として「親が働くと子どもは学校に行けない」「たった数分も休めない介護者（主に母親）と医療的ケア児の孤立」というものがあります。これらを解決するため、看護師による長時間訪問を実現する事業として、2019年にスタートしました。

## 保護者の「もう一度はたらく」をサポートする「重度医ケア児訪問保育エレノア」

　障害のあるお子さんの誕生を機に、心理的・物理的負担感から離職されたり、または復職に大きな困難を抱える保護者が多く存在します。そんな保護者が再就職までの助走期間を過ごすときに、安心して預けることのできる環境を整える事業です。

### すべての子どもが安心して遊べる「インクルーシブひろば ベル」

　「障害児が安心して遊びに行ける場所がない」という声から、すべての子どもが、安心して、そして、わくわくするような遊びの場を作ろうということで始まったのが「インクルーシブひろば ベル」です。以上5つの事業を通じて、社会変革に挑んでおり、これら事業について、まとめたものが下記です。

■各事業の利用対象児と制度、特徴

<table>
<tr><td rowspan="2"></td><td rowspan="2">事業</td><td colspan="3">保育</td><td>シッター</td><td>コミュニティひろば</td></tr>
<tr><td>障害児保育園ヘレン<br>Helen</td><td>障害児訪問保育アニー<br>Annie</td><td>重度医ケア児訪問保育エレノア<br>Eleanor</td><td>医療的ケアシッターナンシー<br>Nancy</td><td>インクルーシブひろばベル<br>Bell</td></tr>
<tr><td rowspan="2">利用対象児と制度</td><td>年齢</td><td colspan="3">1歳前後〜未就学児</td><td colspan="2">0〜18歳まで</td></tr>
<tr><td>制度</td><td>【必須】<br>・児童発達支援<br>・居宅訪問型保育</td><td>【必須】<br>・居宅訪問型保育<br>・訪問看護<br>【支給が下りた場合】<br>・居宅訪問型<br>　児童発達支援</td><td>【必須】<br>・居宅訪問型保育<br>【推奨】<br>・居宅訪問型<br>　児童発達支援<br>・居宅介護 or 訪問看護</td><td>【必須】<br>・居宅訪問型児童発達支援<br>【その他もう1制度必須】<br>・居宅介護<br>・訪問看護<br>・移動支援<br>・在宅レスパイト</td><td>―</td></tr>
<tr><td rowspan="5">各事業の特徴</td><td>症状</td><td colspan="2">医療的ケア、疾病などで保育園に入れないお子さん（医療的ケアがない場合含む）</td><td>医療的ケア児<br>重度心身障害児</td><td>医療的ケア児<br>障害児</td><td>医療的ケア児・障害児のみならず、健常児も利用可能</td></tr>
<tr><td>呼吸器<br>気管切開</td><td>○</td><td>×</td><td>○</td><td>○</td><td>○</td></tr>
<tr><td>利用時間</td><td>月曜日〜金曜日の週5日<br>8時〜17時半または<br>8時半〜18時<br>※園により利用時間は異なります</td><td>月曜日〜金曜日の週5日<br>8時〜18時のうち<br>最長8時間</td><td>週4日間、<br>1日あたり3〜4時間</td><td>週に1〜2回、<br>2、3時間程度</td><td>平日10時〜17時</td></tr>
<tr><td>親の就労</td><td colspan="2">基本フルタイム</td><td>ワークアゲイン・プログラムに参加</td><td>就労の条件なし</td><td>―</td></tr>
<tr><td>スタッフ</td><td>保育、児童発達管理責任者、看護、OT／PT</td><td>保育、看護、児童発達管理責任者</td><td>看護、（保育）</td><td>看護、児童発達管理責任者、OT／PT</td><td>保育、看護、医療的ケア児コーディネーター</td></tr>
</table>

　私たちはこれからも、「子育てとともに何でも挑戦できる社会」を実現できるように、常識や固定概念にとらわれることなく、新たな価値を創造する集団として走り続けていきたいと考えております。

認定特定非営利活動法人フローレンス・障害児保育園ヘレン事務局　森下倫朗

# 7 教育と将来の気になること Q&A

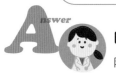

## Question 1

病気や障害のある子どもが通う学校は
どんなところですか？

## Answer

### Dr.オレンジから

障害や病気に対し支援が必要な子どもの小学校就学にあたっては、
以下の中から進路を選択します。

### 通学する

1）小学校

**通常学級**：基本は40人弱の一斉教育ですが、少人数や習熟度別指導も導入
されてきています。必要に応じて補助のスタッフをつける場合もあります。

**通級指導教室**：通常学級に在籍しながら週数時間通い、少人数もしくは個別
に、子どもたちの自立を目指し、障害による困難を改善・克服するため、一
人ひとりの状況に応じた指導を行います。

**特別支援学級（固定学級）**：障害のある子が在籍する少人数学級。

2）特別支援学校：比較的障害の重い子どもを対象に、専門性の高い教育を行
います。以下の5種類に分類されます。

❶肢体不自由：健康の維持・増進に努めるとともに、障害による学習上また
は生活上の困難を改善・克服する。

❷聴覚障害：聴覚活用、発音・発語・読話などのコミュニケーションの指導
を行う。

❸視覚障害：触覚による観察力や点字等による表現能力、歩行能力の向上を
図る。

❹知的障害：知的障害児や自閉症の児童に個人の状況を合わせ、基本的な生
活習慣や言葉の指導などの教育を行う。

❺病弱学級（院内学級あるいは全寮制の健康学園）

**院内学級**：病院に長期入院中に学習の遅れを取り戻し、退院後の学校生活

にスムーズに戻ることができるように支援。病院内の「分教室」に通う場合と、教員が病室を訪問する場合がある。

**健康学園**：ぜん息・アレルギー・肥満・虚弱などの児童のために、自然に恵まれた環境での生活を通して、健康の回復・増進に努めながら学校教育が受けられる。

　特別支援学校の肢体不自由部門には、障害に対する専門的教育を受けてきた教員や、介護職員、リハビリスタッフ、栄養士などがいるため、子どもたちや家族に対し、専門的な教育、身体面や生活面のアドバイスができることが強みです。進学、就学サポートも充実しています。また、看護師が複数配置され、医療的ケア（吸引や排痰補助、経管栄養など）にもある程度対応できます。校舎は、車いすが通りやすい広い廊下、エレベーター、専用トイレなどの設備が整ったバリアフリー構造になっています。

### 訪問してもらう

　**訪問学級**：家族の送迎や付き添いが困難だったり、連日の通学が体力的に厳しい状況では、訪問教育を選択します。訪問教育の場合、週数回、自宅に先生が訪問して、授業を行います。訪問学級を選んだ場合でも、体調のよいときや学校行事の際には、親付き添いのもと学校にスクーリングをして、他の生徒と交流ができます。

### 進路の選びかた

　医療的ケアのある子どもの進学先は、通常学級、少人数クラスの特別支援学級、マンツーマンに近い特別支援学校のなかで、子どもの知的能力と日常生活能力に合わせて決定していきます。聴覚障害や視覚障害と肢体不自由がある重複障害児の進学先については、個々の状況を見て相談となります。

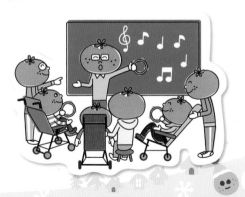

## 元校長先生から

学校選びにあたっては、たくさんの不安があると思いますが、一人で悩まずに、ぜひ、周りにいる先輩や「みかんぐみ」さんのような団体に相談して、保護者や関係機関と早めにつながって、準備や相談することをお勧めします。

　各地方自治体や教育委員会も、各学校のことなど、決定していないことについてはお話しできない場合も多いです。時には、それがとても冷たい対応に聞こえてしまうこともあります。「医療的ケア児支援法」はやっとスタートした段階です。東京都は進んでいるとはいえ、区市町村レベル、また各地方になれば、まだまだ理解されていない状況です。おそらくは、保護者のほうに情報が早く伝わっているかもしれません。そのため、歯がゆくなって行政や学校を責めてしまいたくなる気持ちも出ることが多々あると思います。しかし、この法案をより多くの子どもたちや親御さんたちの助けとなるものになるように、皆さんで一緒に作り上げていく視点をもって働きかけていきましょう。

　小学校への入学は人生の節目の一つですが、その後もたくさんの選択が待っていることを考え、お子さんのより良い学びを、たくさんの関係者の皆さんとともに一つひとつ交渉して実現していけたらよいと切に願います。

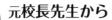

### 「歩ける知的能力の高い重症児」はどこに進学するの？

● 気管切開で気管吸引が必要だが、歩ける知的能力の高い児
● 短腸症候群で24時間点滴が必要だが、歩ける知的能力の高い児
● 肢体不自由であるが、車いすで自力で移動可能で、知的能力の高い児

　上に挙げたような子どもに関しては、看護師を配置して親の付き添いなしで、特別支援学校、そして知的障害特別支援学校、通常学級に通学するケースがあります。コミュニケーションがうまく取れない子どもでも、タブレット端末を活用して学んでいる子もいます。

　また、医療的ケアが必要な場合でも家族の付き添いなく、看護師を配置して通常学級や支援学級に通学することは可能です。子どもの体力や知的能力、生活能力をもとに、無理のない進路を決めていきましょう。

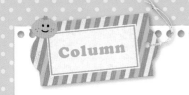

# 横浜市立中村特別支援学校の インクルーシブな教育環境

　横浜市では、中村特別支援学校と北綱島特別支援学校、東俣野特別支援学校の3校が、同じ敷地内にある公立小学校と廊下でつながっています。授業はもちろん、中休みや昼休みなどに自由に行き来ができる環境にあるのです。この環境は共生社会の形成に向けて大きな意義があります。

　小学校の児童は、最初は本校の児童生徒を「特別支援の子」と表現しますが、それがしばらくすると「○○さん」と個人の名前で呼び合うようになります。そして「○○さんはうれしいと手を動かすんだよ」というように、一人ひとりの様子をとらえて、相手への対応を考えるようになります。それが自然に広がっていきます。

　本校の児童生徒にとっても、小学校の児童と接することにはとても大きな意義があります。普段は保護者や教員、介護支援者を含めて大人との関係がメインになりがちな子どもたちなので、トーンの高い子どもの大きな声にびっくりしてしまうこともあります。しかしそれ以上に、大人との間では見られないような表情を見せることがたくさんあります。多くの刺激を受けて、子どもの経験が格段に広がっていきます。

　最近、「特別支援学校の先生になりたい」と話してくれた児童がいます。また実習で来た学生からは「小学校のときに特別支援学校の子と交流していました」と聞く機会もありました。自然に触れあった経験が共生社会を広げていく、その事実を目の当たりにします。

　そのような交流があるなかで行われる運動会（「中村オリンピック」）は、地域の人たちにも温かく見守られて、例年、公立小学校といっしょに2校合同で開催しています。合同演技では、「どうすれば○○さんはよろこぶだろう」「手の動きはこうすれば活かせるよ」など、みんなで考えて作っていきます。

　しかし残念なことに、コロナ禍の現在は、集団での交流を控えている状況です。手紙やビデオ、オンライン、作品などを利用した間接的な交流から少しずつ再開していますが、一日も早く以前のように、自然に触れ合えるようになることを祈るばかりです。

横浜市立中村特別支援学校 校長　菊本　純

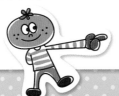

## 先輩たちはどんな学校を選んでいますか？

### 元校長先生から

直近10年間で義務教育段階の児童生徒数は約1割減少するいっぽうで、特別支援教育を受ける児童生徒数はほぼ倍増しています。

令和3年「医療的ケア児支援法」成立という大きな節目の年に、文部科学省は、医療的ケア児のみならず、すべての障害のある子どもたちが、可能な限り障害のない子どもたちと共に教育を受けられるインクルーシブ教育を推進するために、就学相談・就学先決定のあり方についての見直しを、各都道府県に通知しました（学校教育法施行令（令）第22条の3の改正に基づく手引き「障害のある子供の教育支援の手引」）。

この中で、障害のある子どもは特別支援学校に原則就学するという従来の就学先決定の仕組みを改め、子どもの障害の状態や教育的ニーズ等を踏まえた総合的な観点から就学先を決定することとなり、医療的ケア児も含め、障害のある子どもたちの就学先の選択肢が、より多くなりました。保護者は、わが子の

### ■ 障害のある児童生徒の就学先決定について（手続の流れ）

文部科学省. "参考資料". 障害のある子供の教育支援の手引～子供たち一人一人の教育的ニーズを踏まえた学びの充実に向けて～. (令和3年6月30日), 374

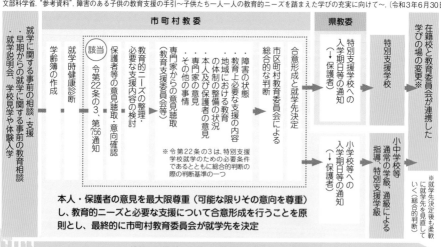

就学先を公正に判断し決定するために、正しい情報を常に得ながら、各教育委員会や関係機関、そして時には先輩たちにも相談して、より良い就学先決定を進めるようにしていただきたいと思います。

## 【 先輩たちの学校選び❶ 】

●医療的ケア：胃ろう、排痰装置、吸引
●選択した学校：訪問籍（肢体不自由部門）

　今の学校を選んだ理由の1つ目は、自宅から距離が近いことです。今は訪問籍ですが通学するようになって、救急搬送となった場合でも時間的に把握しやすいようにです。2つ目は、体重を増やすこと、体力をつけることを第一に、確実に授業を継続して受けることに重きを置きました。未就学児のときに緊急入院が多く、入院すると半月は病棟、そこから外出ができる状態になるまでさらに半月かかるという状況があったからです。無理をさせては病院に戻るということを繰り返してしまったので、体重が増えない、体調が戻らない、体力がつかない、の悪循環だったと思います。小学校で選択肢のハードルを上げることは控えようと思いました。肢体不自由部門という点にも安心感がありました。

　家での訪問授業中は、親は基本的に家の中で待機、必要に応じて吸引やおむつ替え、注入、ポジショニングの手伝いをしています。訪問授業を受けている息子はとても楽しそうです。先生がプロフェッショナル、しっかりと語り掛けてくれる、そういった空気を感じていると思います。進級したら通学に切り替えたいと思っています。そのためスクーリング（通学体験）を行っていますが、付き添い必須で医療的ケアは親が行います。私も仕事があるため、先生と毎月相談してスクーリング日を決めています。

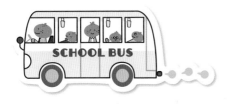

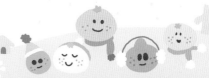

## 【 先輩たちの学校選び❷ 】

●**医療的ケア**：胃ろう、吸引、全介助
●**選択した学校**：肢体不自由特別支援学校

　就学先を選ぶ際、うちの子は特別支援学校一択と思っていたのですが、地域の学校に通うことでいい刺激を受けて、成長に繋がる可能性もあるというのを聞いて、少し悩んだ時期がありました。しかし、①重症心身障害児で医療的ケアもあること、②支援学校の校舎が車いすに対応した設計になっていること、③娘がかなりの人見知りなので、彼女の特性に合わせてゆっくり進めていくほうが合っていると思ったこと、という3点の理由から特別支援学校を選択しました。

　いざ入学してみると、通学のたびに緊張し知恵熱を出しては休むというのを繰り返しました。担任の先生が少しずつ距離を縮めてくれ、「今日、初めて目が合いました。もう大丈夫だと思います」とお墨付きをいただいてからも、熱を出さなくなるまで、約1カ月かかりました。繊細な娘には特別支援学校がとても合っていたようです。コロナ禍前は、地域の学校に数カ月に1度訪問して交流することで、いい出会い・いい刺激を受けることもできていたので、わが家としては子どもに合った選択をできたと思っています。

## 【 先輩たちの学校選び❸ 】

●**医療的ケア**：胃ろう、吸引
●**選択した学校**：知的障害特別支援学校

　就学を意識したのは年中のころです。当時は全く知識がなく、特別支援教育の説明会で、医療的ケア児が通えるのは、肢体不自由特別支援学校のみであることを知りました。息子は歩ける医療的ケア児であり、保育園の経験から、他の子どもからの刺激が成長に必要と考えていたので、運動面でより刺激が期待できる学校を希望し、区の教育支援課へ相談しました。教育支援課も医療的ケアの有無ではなく、本人の能力に合った教育を提供できる体制を整えたいと前向きに進めてくださり、2年後、区立学校初の医療的ケア児受け入れを実現してくれました。

　息子は文字を読むことはできたので、支援級※も見学したのですが、支援級の児童は、自分のことは自分ででき、排せつ・衣服の着脱に介助が必要な息子にはレベルが高いと断念しました。最終的には、検査結果も踏まえ、知的障害特別支援学校を選択しましたが、先生の数も多く丁寧に指導・教育をしてくださる体制にあること、卒後の情報なども豊富なことから、息子には合っていたと思います。

※支援級とは、小中学校内に設置された障害がある児童・生徒が支援を受けられる特別支援学級のこと。

●**医療的ケア**：気管カニューレからの吸入、痰の吸引
（ただし、就学途中で気管カニューレ抜去し医療的ケア終了）
●**選択した学校**：公立小学校の普通学級

　東京都の練馬区在住です。わが家は、普通学級で健常児と同様の小学校生活を送らせたいと思い、近所の公立小学校に決めました。それは、在学している間に気管カニューレが抜去できることが想定されていたのもあります。

　小学校には、朝8時15分から午後6時まで、1日2人の看護師さんが交代で配置されており、5、6人でシフトを組んで学校と学童での見守りを実施してくれていますので、親の付き添いは不要です。看護師さんは、学校の授業では体育の授業や教室の移動の際は近くで見守り、それ以外は保健室で待機しています。毎日、午前・午後の2回、吸入を保健室の専用スペース（カーテンで仕切り）にて実施。必要に応じて気管カニューレから吸引（頻度は2〜3カ月に1回程度）も行ってもらっています。

　子どもの入学前には、区のコーディネーターの方が子どもの詳しい状況を確認し、緊急時の対応などを記載したシートを作成してくれました。また入学前や夏休み前などには、教育委員会、学校、学童、看護師の方々と情報の共有や心配事や注意点等を話し合う連絡会をしていただきました。

　入学時には1年生の保護者、学童の保護者へ看護師の配置があることや気管切開していること、学校生活を送る上で注意してほしいことや状況の説明をしました。最初は珍しがられましたが、すぐに友達もでき、みんなと同じように生活し、体育の授業もプール以外は同様に受けることができました。看護師さんにはつかず離れずの距離感で子どもの自主性を尊重した、とてもありがたい対応をしていただいています。看護師さん同士の連携もよく、いつも親身になって接していただいたおかげで、安全に楽しく、多くのお友達、先生方に囲まれて小学校生活を送れています。

**7**

教育と将来の気になること Q&A

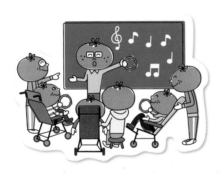

●**医療的ケア**：人工呼吸器使用、胃ろう、生活全般に介助が必要
●**選択した学校**：訪問籍 → 公立小学校の普通学級

　人工呼吸器ユーザーの息子（小４）と東京23区内に住んでいます。息子は生後半年で気管切開と胃ろう造設のオペを受けました。言葉を発することはできず、首座りもなく、生活は全介助です。知的発達に問題はないため、相手の話を理解し、瞬きや凝視で意志を伝えることができます。また早期に iPad を導入し、息子はわずかに動かせる手指で「スイッチ」を介して操作できるようになりました。その姿に、適切なサポートと環境があれば子どもの可能性は広がると確信しています。

　息子の進学先の選択は、就学前からの経験が大きいと思っています。最初にお世話になったのは区の療育センターで、０歳児で訪問療育、２歳から母子通園を開始しました。体調が安定していたので、４歳からは区立幼稚園に条件付き（週２日午前中のみ、親の付き添い必須）で受け入れてもらえました。地域の幼稚園では大勢の友達に囲まれ、行事や遊びで刺激の多い時間を過ごせた経験が、その後の方向性に大きく影響したと思います。年長さんに上がるタイミングで療育センターを中退し、幼稚園に一本化しました。

　しかし「就学」先の選択はとても大きな壁でした。最初に候補に上がったのは肢体不自由のＡ特別支援学校でしたが、片道40分の道のりです。さらに「人工呼吸器の子は親の付き添いと送迎が必須。できないなら訪問学級に」と言われたのです。ここへの通学は諦めるしかありませんでした。

　次に見学へ行ったのは、車で15分の区立Ｂ小の特別支援学級（知的）です。でも、体の不自由な子や医療的ケア児はゼロで、職員の対応からも難しい印象を受けました。送迎も親がするしかありません。最後に見学したのは、徒歩８分の区立Ｃ小。生き生きした顔の子どもたちが大勢いる、建て替えて間もないバリアフリー校舎です。普通級しかなくても「どうせ付き添いするならここが良い」と強く思いました。同時に、区内の医療的ケア児団体を通じ、区立校へ受け入れてもらう活動に励みました。そして、看護師付きで学校に通える体制が実現することになったのです！

　年長の秋、区から届いた就学審査結果は「Ａ特別支援学校が適当」。しかし、いずれＣ小への転学も希望すれば可能との話も頂いたので、「Ａ校の訪問学級を週３日、Ｃ小の副籍（※都の独自の制度）を週２日」で学校生活をスタートさせました。

　Ｃ小の普通級では、専任の学習支援員さんと看護師さんだけでなく、専用の小部屋に休憩用のベッドやカーテンも用意してもらえました。私は息子と同じ教室に入ることはほぼなく、初日から送迎と学校内待機で済みました。Ａ校の訪問学級は熱意のある先生で授業も手厚いものでしたが、１日２時間しかなく、先生と２人きりでの自宅学習です。普通学級との学習内容の差がどんどん開くのも気がかりでした。　　↗

夏休みに入り、息子の気持ちを確認すると「毎日C小へ通いたい」ことがわかり、そこから面談や交渉を経て、やっと転学が決まりました。副籍を理由に制限された行事参加や教科書配布なども、転学後はクラスメイトと全く同じになりました。馴染みの学習支援員さんと看護師さんがついて、初日から親の校内待機も免除されました。現在も親は送迎のみ継続し、校外学習で必要に応じて同行する程度です。

　親と離れて過ごすことで、息子はたくましく成長しました。スピードの速い普通級において、息子に難しいことが多いのは事実です。でも、iPadなどのツールや自助具を使い、サポートがあることで「みんなとは違うやり方で、同じゴールを目指す」ことが可能になりました。鉛筆を握れなくても、iPadで受けた漢字テスト（3択式）で満点を取ったり、リコーダーはiPadアプリで演奏したり、徒競走を電動車いすで走り、自信につながりました。そんな息子をクラスメイトが変に特別扱いすることはなく、iPadで日直の「号令」をしても、普通に受け入れてくれます。

　「6年生になったとき、お子さんがどんなふうになっていてほしいですか？　それを実現できるような学校生活を送っていきましょう」

　以前、区教委の方から掛けられた言葉です。学校選びに悩む保護者の方に、ぜひ共有させてください。

## 用 語 解 説

### 放課後等デイサービス

　主に就学している6歳から18歳の障害のある児童を対象として、放課後や夏休みなど長期休業日に生活能力向上のための訓練および社会との交流促進等を継続的に提供する場。「放課後等デイサービス」は平成24年4月にスタートし、障害の種類に関わりなく利用できるようになりました。民間事業者の参入も進んでおり、利用者の選択肢が少しずつ増えています。

　1カ月の利用日数はお子さんごとに支援の必要性や施設の受け入れ体制、障害児支援利用計画案を勘案して自治体が決定します。利用に際して療育手帳や身体障害者手帳は必須ではないため、学習障害等の児童も利用しやすい利点があります（医師の診断書が必要な場合が多い）。月額の利用料は原則としてかかる給付費の1割が自己負担で、残りのうち国が2分の1負担、都道府県と基礎自治体が各4分の1を負担します（利用者負担は所得により上限があります）。

# Question 3

## 特別支援学校を卒業した後、どう過ごしていますか？

### Answer

### リハビリ職から

日中活動として、障害者総合支援法の「生活介護」と呼ばれる施設へ通っている方が多いです。生活介護は、生活をするのに介護が必要な方に対して、入浴や排泄、食事などの介護を提供したり、その人それぞれの自立に向けて生活の中での工夫や調理・洗濯といった家事の練習を行うほかに、物を作る活動、散歩や音楽などの余暇を楽しむ活動を行ったりしています。

その人それぞれのニーズや状態に合わせて、さまざまなプログラムの中から「個別支援計画」に沿ってサービスや通う日数も組み立てていきます。「個別支援計画」は、スタッフと本人・家族と相談しながら立てていきます。

どこの施設に通うかは、心身の状況やプログラムの内容、障害支援区分などで判断し、施設や相談支援専門員と相談して決めていきます。いずれにしても医療的ケアの方を受け入れてくれるところ、そうでないところがあります。地域によってもさまざまです。

日中活動以外には、ヘルパーさんと外出したり、ショートステイを利用したりしている人もいます。もちろん、家族で過ごす時間を楽しんでいる方も大勢います。障害者同士の活動への参加や、趣味活動（スポーツ・リトミック・車いすダンス・音楽など）もあり、近くでどんな活動をしているか探して参加してみるのもいいと思います。

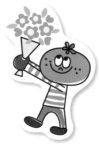

　特別支援学校を卒業した子どもたちの多くの卒業後の進路としては、社会福祉施設などに入所か通所という選択をする子が全体の6割程度、就職をする子が約3割とその9割を占めています。

　なかには特別支援学校高等部を卒業後、大学進学したり、特別支援学校から普通高等学校に入学して、大学進学したという例もあります。人工呼吸器を装着したり、自力座位が困難で全介助が必要なお子さんで、電動車いすを利用しているお子さんがセンター試験での受験を経て、大学合格をしたという事例もあります。

　学びは、障害の有無・軽重に関係ありません。最新のテクノロジーを利用したりして工夫すれば、すべての子どもたちが社会とつながり続けられる選択肢が増え、社会参加できるようになってきました。そんな子どもたちの可能性を伸ばすところが学校だと思います。

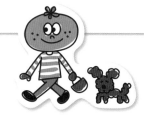

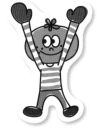

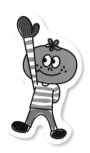

#

## 特別支援学校のスクールバスに
## 子どもだけで乗れますか?

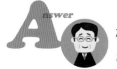

### 校長先生から

　お子さんがスクールバスに乗車できるかどうかは、ご家族にとってとても大きな問題です。特別支援学校のバスには、全員が乗れると思われがちですが、座席や車いすスペースが埋まっていて乗れないケースもあります。

　乗車の条件は、自治体ごとに違います。たとえば、医療的ケアのあるお子さんを一律に乗車不可としている自治体もあれば、医療的ケアがあってもバス乗車中にケアを行う必要がなければ乗車が認められる自治体もあります。発作や他害の有無も乗車の可否の条件となるケースが多いです。また、道が狭いことやガードレールの関係でリフトが降ろせないなど、物理的にバスの乗降ポイントが作れないケースもあります。医療的ケアのあるケースでは、「看護師が同乗すれば、スクールバスに乗れるのではないか」との意見もよく出されます。実際に看護師にケアをお願いして運行している自治体も増えてきました。しかし都市部の交通事情を考えた場合、大型バスを安全に路肩に止めて医療的ケアを行うことは現実的ではなく、安全に止められる場所が少ないことのほうが多いのが現状です。また、交通渋滞の原因となってしまうことも考えられます。

　ただ、今後は医療的ケア児及びその家族に対する支援に関する法律が施行された関係で、医療的ケア等の理由でスクールバスに乗車できていない児童生徒の送迎手段を各自治体が考えることとなり、さまざまな試行が始まっています。

　たとえば、これまでのような大型バスだけでなく、ワゴンタイプの福祉車両やタクシーなど小型の車両を利用し、看護師を同乗させて車内で医療的ケアを行いながら登下校するというものです。ワゴン車ならばバスより小回りが利きますし、安全に止められる場所が確保しやすいからです。このような取り組みを始めている自治体も増えてきていますが、大きな問題は看護師不足です。登下校の時間だけ看護師を確保するということが、まだまだ難しい状況です。車は見つかっても看護師が見つからず、保護者同乗をお願いするケースもあります。

　医療的ケア児支援法が施行されて、現在も大きく仕組みや制度が変わっています。お住まいの各教育委員会や学校等に準備期間含めてご相談ください。

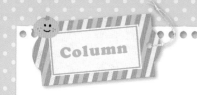

## 医療的ケア児専用通学車両の運行を開始！
### ～東京都の取り組み～

　近年、医療技術の進歩や在宅医療の普及を背景に、都立特別支援学校に在籍する医療的ケア児が増加しています。医療的ケア児の都立特別支援学校への通学については、従来はスクールバス車内での医療的ケアの安全な実施環境の確保が難しいことから、保護者の送迎に委ねられていました。

　しかし、障害のある児童・生徒の自立と社会参加を目指し、一人ひとりの能力を最大限に伸長するためには、医療的ケアの有無にかかわらず、学校で学ぶ機会を拡充することが重要になります。そこで、都の教育委員会は、平成30年度からすべての都立肢体不自由特別支援学校において、看護師が同乗する医療的ケア児専用通学車両の運行を開始し、学ぶ機会を拡充することとしました。これにより、令和4（2022）年2月時点で150人の医療的ケア児が専用通学車両で通学しており、保護者からは「専用通学車両への乗車により、毎日元気に学校生活を楽しんでいる」「友達と一緒に通学できて喜んでいる」といった声が届いています。

　その一方で、専用通学車両内では看護師が単独で対応する必要があることや、登校便への乗車が早朝の時間帯となることなどから、乗車中のケアを行う看護師が不足する状況が続いており、看護師確保を強化する必要があります。このため、令和4年度に看護師の勤務形態の多様化や、専用通学車両乗車時の報酬単価の引上げ等を実施することにより、看護師の専用通学車両への乗車を一層促しているところです。

　また、肢体不自由特別支援学校以外の都立特別支援学校にも専用通学車両内でのケアを必要とする児童・生徒が在籍していることから、都立知的障害特別支援学校に在籍する児童・生徒についても乗車対象とし、専用通学車両を運行するモデル事業を令和4年度に実施しています。令和5年度以降は、モデル事業の成果を踏まえ、専用通学車両の運行をモデル校以外の学校にも拡大することを検討していきます。

　東京都教育委員会は、今後も保護者や医療関係者の皆様と協力し合いながら、医療的ケア児の安全を第一に、さらなる充実に取り組んでいきたいと考えています。

東京都教育庁

# Question 5

## 学校に親の付添いは、どれぐらい必要ですか？

### 校長先生から

保護者の付添い期間については、児童生徒の状況によってさまざまで、一概にどれくらいとお答えすることはできません。数日から、長い場合は半年から1年近くになる場合もあります。なかには保護者の付添いが登校の条件となるケースもあります。

では、どのような場合だと、付添い期間が長くなるのでしょうか。一つは発作等がいつ起こるか状態が安定せず、お子さんの体調状態がつかみにくい場合です。どのような状態のとき、どのような処置をすればよいのか、はっきりしていれば対応がしやすいです。しかし、状態像がわかりにくい場合は判断基準の作り方が、学校側では大変難しいです。

もう一つは、高度な技術や複雑な内容が含まれる医療的ケアがある場合です。最近は特別支援学校に看護師が配置されるケースが増えてきていますが、配置数は自治体によって差があります。人数比でいえば、医療的ケアが必要な児童生徒1.5人程度に1人の看護師が配置されているという自治体から、7～8人の児童生徒に看護師1人程度の自治体もあります。当然一人当たりの医療的ケアにかけられる時間と目に差ができます。

また「学校に看護師がいるのに、どうしてそのケアを行うことができないのか」というご意見も多くいただきます。看護師は医師の指示の下でなければ医療行為を行うことができません。そのため、看護師が医療的ケアを行う場合でも主治医の指示書が必要となります。主治医は医師が常駐しておらず、医療設備も整っていない学校で、どのようなケアができるのかを慎重に判断し、指示書を出さなければなりません。そのため、自治体は医療的ケア実施マニュアルを作成しています。

医療的ケア児支援法が施行されたことで、個別のケアについて丁寧に検討して判断することが求められています。何より大切なのは、児童生徒が安心して安全に学校生活が送れることです。そのためにご家庭と医療、学校や行政が三位一体となり、安全を最優先したうえで、児童生徒にあったケアの内容や方法を考えていく必要があります。

## 医療的ケア児の保護者付添い期間の短縮について

　東京都では、令和3（2021）年度から始めた保護者付添い期間の短縮化モデル事業の対象学校を、令和4（2022）年度から医療的ケア児が在籍、または新たに入学する都立特別支援学校全校に拡大しました。この事業は、看護師を追加配置して、入学前から健康観察等を実施することで、保護者付添いの短縮を目指したものです。今後も、このモデル事業成果を踏まえて、短縮化をはかっていく予定です。

■ 都立特別支援学校における医療的ケア児の保護者付添い期間の短縮化の概要

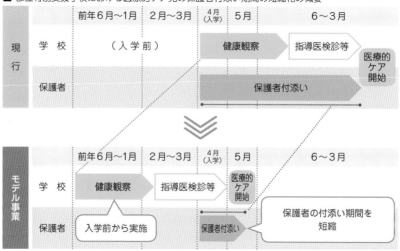

参考：東京都教育委員会「東京都特別支援教育推進計画（第二期）」（公開日：令和4年（2022）3月24日）

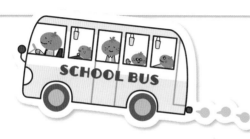

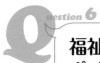

## 福祉車両は何を基準に選ぶとよいですか？
## ポイントを教えてください。

nswer

| Point 1 | リフト式、スロープ式、それぞれの福祉車両の特徴を知ろう |
| Point 2 | 実際に選ぶ際には、普段から使用している<br>車いすで試乗しよう |

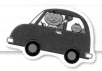

**ご家族から** 　子どもの通院・通学・送迎などが定期的に必要になると福祉車両の購入を検討されるご家庭も多いと思います。福祉車両にはワンボックスタイプ、ミニバンタイプ、小型乗用車タイプとあり、大まかにリフト式とスロープ式の仕様があります。

　リフト式は3列目に車いすを固定するものが多く、メリットは車いすの固定がしやすい、車いすの乗り降りが電動で楽、2列目シートがフルに使えることがあげられます。デメリットは車いすと運転席に距離があり、医療的ケアを行う場合は、2列目に座っている介護者が後ろを向きながら行わなければならないことです。

　一方、スロープ式については2列目に車いすを固定します（メーカーオプションにより3列目固定もあります）。メリットは車いすと運転席の距離が近い、介護者が隣席に座り医療的ケアができる、車いすをリクライニングした状態でも固定できることです。デメリットは車いすの乗り降りのたびにシートを出し入れする必要があり、3列目シートの使い勝手が悪くなることです。

　私たちが福祉車両を購入した10年前は、ディーラーの営業マンもそこまで福祉車両にくわしいわけでもなく、私たちもよくわからないまま、リフトは乗り降りが楽と聞いて、NICU退院後からずっとミニバンタイプのリフト式車両を使用していました。しかし、4人家族のわが家では、まず5人以上で乗車する機会が少ないことから、3列目シートの出し入れの手間を差し引いても、スロープ式にしたほうがいいと思いました。スロープ式は運転席から息子の表情を確認しやすく同乗者がいなくても安心、隣で医療的ケアができる、長時間車いすに座っているのが苦手な息子がリクライニングした状態でも乗車できる、

また家族4人が窮屈なく座れるという点から、わが家にはメリットが多く、ミニバンタイプのスロープ式車両に買い替えを決めました。

　以前の反省を活かし、福祉車両に詳しいスタッフがいて、実物を一度に何台も見ることができるウェルキャブステーションに行って選びました。ここでは、通常の営業マンのほかに専門スタッフの方も一緒に同席して、それぞれの仕様やメリット・デメリット、あると便利なオプションのことなど、アドバイスももらえました。ただ専門スタッフと言っても医療的ケアの種類によってどんなタイプが便利かまでは把握していないので、実際利用している先輩家族の意見がとても参考になると思います。また福祉機器展などの利用も便利です。

　大手メーカーのT社、N社、H社はそれぞれスロープ式車両を作っていますが、車いすが2列目右側に固定される、左側に固定される、車いすの乗り降りの際に後ろの車高が下がる仕様のある・なし、ベルトの巻き取りや固定がしやすいなど、メーカーによって違いがあるので確認が必要です。

　使用中の車いすのタイプや大きさによっては、希望する福祉車両に固定できないこともあるので、検討の際には、実際に使用している車いすを持って行き、試してみることをおすすめします。

　わが家の場合、最初の購入時は、どんなタイプがうちの子に合うのかわからないまま購入した面がありましたが、買い替えが容易な物ではないので、子どもの成長や家族構成など、いろんなパターンで少し先を見通して購入するとよいのではと思います。

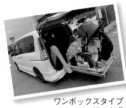
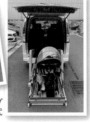
ワンボックスタイプ
リフト式

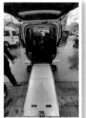
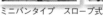
ミニバンタイプ　スロープ式

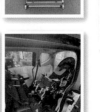
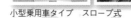
小型乗用車タイプ　スロープ式

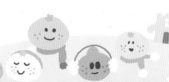

uestion 7

# 親が亡くなった後のために、今から備えておくことはありますか？

**nswer**

## 福祉職から

ショートステイやヘルパーなどのサービスを受けないまま親が入院してしまったり、亡くなってしまったりしたケースを見てきましたが、そういうときは本人や保護者はもちろん、私たち支援する側も本当に困ります。ある障害のあるお子さんの場合には、親戚のなかにも介護を引き受けられる人がなく、入所施設はすぐには入れないため、2〜3カ月ごとにいくつかの施設を点々とすることに……。そのたびに親戚は手続きと移動を行わなければなりませんでした。

親が元気に動けるときに、できるだけ多くの支援サービスを利用したり、将来をみすえて早めに入所の手続きをしておいたりする必要があると思います。

福祉事務所や利用している施設など、お子さんのことを相談できる人と、もしものときのことを話し合っておき、対応を確認しておくことが必要です。たとえば、もし親が入院したときにはショートステイを利用することになるかと思います。そのとき困らないように、普段からショートステイを利用して慣れておくとよいでしょうし、1カ所で対応できない場合もあるので複数のショートステイ先を見つけておくことも大切でしょう。

また、成年後見制度や相続のしくみについても、理解しておくと万一に備えられると思います。

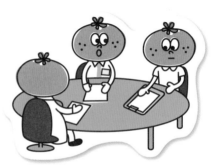

**福祉職**

**医療機関情報を把握しておくと障害基礎年金申請の助けに**

20歳になると障害基礎年金の対象となる方が多いので、申請時期を逸しないようにしましょう。また、障害を負ったときの状況を証明する必要があるため、医療機関情報をしっかり把握しておくことが必要です。生活費のほとんどは、本人の年金と手当てでまかなえると思います。ただし、窓口が多岐に渡ることや自治体によって違います。

**リハビリ職**

きょうだいが重荷と感じないように、年齢を経たら、世帯を分けることも必要かと思います。ただし、大人になったときに、入院・入所等の手続きに、きょうだいの協力が必要な場合もあります。将来を見通して、きょうだいの理解とまた、きょうだいの周囲にも理解しておいてもらうことが必要です。

**福祉職**

**信頼できる相談支援事業所を見つけておこう**

親亡き後に備えて、他人に任せられるように準備をしておくことも重要です。ヘルパーを手配することやショートステイ先もその一つですが、複数のヘルパーを頼むなど、決まった他人だけではないようにしていくことも大切です。また、金銭管理や入所（グループホームを含む）・在宅の選択も元気なうちに考えておくことが大切です。

一定の年齢になったら成年後見制度の利用（制度利用には財産に応じて、お金がかかります）や選択した今後の居場所をしっかりと伝えていく方法（遺言等含め）を考えておく必要があります。

相談の中心は、「相談支援専門員」になります。地方では、まだ行政主体になりがちですが、障害者手帳を取得し、サービスを利用するようになったら、信頼できる相談支援事業所を見つけておくことが大切です。相談支援事業所も変更が可能ですので、たびたび変えることは止めたほうがいいですが、お子さんの最善を考えて、どうしてもの時には変更していくことも必要です。

**訪問医**

在宅で家族が自宅で長い間ケアをしていると、医療者よりも誰よりも、家族がそのお子さんの専門家となり、ケアも上手になってきます。そうすると、ショートステイなどは、自宅にいるよりもお子さんの調子が悪くなるので、預けたくないと思う家族もいるでしょう。しかし、将来のことを考えると、お子さんが小さなうちから、家族以外のいろいろな人が適切にケアができるように準備をしていくことが大切です。

7

教育と将来の気になること Q&A

# 医療的ケア児が地域で
# 暮らし続けられる居場所づくり

## なければつくろう、からできたグループホーム

　いずれはと覚悟して自分の親を看る高齢者介護と違い、私たちは、ある日突然、子どもが障害者となり、ケアをする家族となります。親が生きている間は子どもを看てあげられますが、障害のあるわが子を遺して逝くことは、親にとって後ろ髪を引かれるなどという言葉では言い表せないくらい耐え難いことと思っています。そこで、私たちは親亡き後でも「障害を持った子どもが安心して生きていける」グループホーム、言い換えると「親が安心して死ぬことのできる」グループホームを運営しようと活動してきました。

　正直に言いますと、医療的ケアに特化するグループホームを開設するにあたり「理念」とか「社会的意義」を特に考えたわけではありません。私の娘は中途障害者で、気管切開と胃ろう、遷延性意識障害を抱えています。そんな娘が親や兄弟亡き後も安心した生活を送るには、医療的ケアに特化したグループホームが必須だったのです。そして、そんな社会的資源がなかったので「なければつくろう」という、ただ、それだけでした。

## 子どもを誰にでも預けられるようにすることは親の責務

　施設長である私も2代目理事長兼看護師の息子も、娘（妹）が重度の中途障害者となるまでは普通の専業主婦、普通のサラリーマンで、特に福祉に造詣が深かったというわけではありません。息子は妹の将来のことを考え、勤めていた会社を退職し看護短大から看護師という道を選択しましたが、グループホーム設立を考えたのは、在宅看護を開始してから数年経ってからでした。グループホーム設立を提案した息子とともに私が活動を始めたのが60代のとき。区役所にご相談に行ってよく言われたのが、私たちの世代の子離れの悪さでした。

　「通所をはじめとして諸々の提案を区がしても、家族でがんばるからと耳を貸して貰えない」「区に相談に来るのは介護者が高齢化して、子どもの介護が立ち行かなくなったとき。その時点で相談されても、ご本人が社会的デビューをしていなくて、第三者が対応できる情報がまったくなく、リアルタイムでの対応は不可能に近い」と言われました。私自身も、当事者として言われたことは非常に納得できました。

　24時間介護をしている家族は、ある意味プロ中のプロと言えます。私も娘を入院させると、「看護師さんってなんでこんなに吸引が下手なんだろう」

と心の中でつぶやきますから。でも、多くの方に子どもの身体的状況を知っていただき、ある意味どなたにでも対応していただけるような環境をつくることは親の責務であり、子どもに残してあげられる最大の財産だと思います。親が自分をプロ中のプロと思うなら、それに匹敵する人材を育て、多くの財産をお子さんに残してあげてほしいと思います。

　現在、私たちの施設でお受けしている方は、医療的ケアを必須とする障害支援区分6の方です。人工呼吸器にも対応し、ご本人様の看取りまでを基本方針としました。開設スタッフも重度の障害者の介護に特化し、人工呼吸器対応の経験のある方を確保しています。

　2022年6月より、医療福祉専門学校介護福祉科の生徒さんを実習生として受け入れています。医療的ケアに対応できる介護職の人材育成に寄与したいからです。私たちの施設での実習やアルバイトを通して実績を積み、医療的ケアを必要とする身体障害者に特化したグループホームができたときには、自信を持って挙手できる。そんな人材が育ってくれたらうれしいなと思っています。

特定非営利活動法人三日月うららか 施設長　河本真由美

## 「グループホームうららか」

【施設概要】定員数5名の介護サービス包括型共同生活援助施設。短期入所を1部屋併設。住宅地の中にあり、コンビニ、図書館、薬局、病院等周辺施設が充実しています。お部屋は全個室で、エアコン、収納キャビネットや収納用の天袋を完備しています。組み込み式の換気扇も設置し、室内の換気が常時できる環境となっています。

　各居室には蓄電池設備・充電式吸引器を設置。外的環境として、発電機はエンジン式と太陽光式を配備しており、災害時にも安定して医療的ケアを提供できる体制を整えています。その他設備としては、介護用浴室、エレベーター、車いす用体重計、映写用スクリーンなどがあります。

【スタッフ】常勤は7名。有資格者は看護師2名(男性1名、女性1名)、介護福祉士3名(男性2名、女性1名)です。非常勤は13名。有資格者は介護福祉士1名、初任者研修2名です。

　介護関連の有資格者のほか、美容師、カイロプラクター、朗読などの技能を有した者や社会保険福祉士の勉強をしている現役大学生など、多岐にわたるスタッフが在籍しています。また、看護師を除いたスタッフ18名のうち、11名が不特定多数の方を対象とした第1号と第2号の認定特定行為業務従事者研修の修了者となっており、24時間医療的ケアを提供できる体制となっています。

　障害者家族が開設したグループホームなので、ご家族の心情を理解した家族的なケアができることは大きな特徴だと思います。

# 安全に暮らすための工夫 Q&A

### uestion 1

## 地震・火事などの災害や停電などの緊急時に備えて、どんな準備をしておけばよいですか？

### nswer

**Point 1** 必要物品をまとめて、持ち出せるようにしておく

**Point 2** 車のガソリンは、常に半分以上入れておく

**Point 3** 日ごろから子どものケアには、多くの人に関わってもらい、近所の人にも子どもの存在を知ってもらっておく

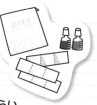

ご家族から

ぽんちゃん

人工呼吸器を使わないケースは「個別避難計画」として地域で共有します。

**ケアに必要な物品や栄養剤のストック、停電に対応できる状態にしている**

わが家は、子どものケアに必要な物品や栄養剤は常に1カ月分以上をストック。医療機器の予備バッテリーをフル充電して、電気のいらない手動吸引器も準備しています。さらに停電時に電気代わりに使えるので、車は常にガソリンが半分以上入った状態をキープするようにしています。

人工呼吸器を装着しているので、杉並区の「災害時個別支援計画」も作成してもらいました。これは、高齢者や障害者など、災害が起こったとき自分で避難するのが難しい人を支援するための仕組みで、避難時の援助方法や避難生活に必要な配慮などが書かれたものです。名前は違いますが、それぞれの自治体に同じような制度があると思うので、どういう人が対象なのか、どうすれば作成できるのかを役所に問い合わせみるとよいと思います。

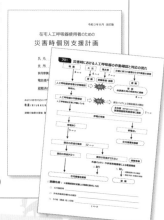

災害時個別支援計画の書式例（杉並区）

レモンさん

## 自治体で配布された「救急医療情報キット」を用意している

「救急医療情報キット」というものを配布している自治体があります。救急医療情報キットとは、持病やかかりつけ医などの情報を記入した用紙や、保険証の写しなどを筒型の容器に入れて冷蔵庫に保管しておくもの。冷蔵庫にキットが入っていることがわかるよう、冷蔵庫の扉に専用のステッカーを貼っておきます。119番通報によって救急隊員がかけつけたとき、たとえ、障害について説明できる人がいなくても、このキットをみれば適切な処置ができるようになるわけです。自治体によって配布しているところと、そうでないところがあるので、問い合わせてみてください。配布されていなくても、100円均一で買えるグッズを使って作る方法などもネットで検索すれば出てきます。

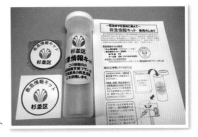

救急医療情報キット

はっさくさん

## 普段から支援者にお願いしている

普段から、家族だけでケアをせず、支援者にお願いするようにしています。それが、災害時や緊急時に頼れる人を増やすことにつながると思うからです。

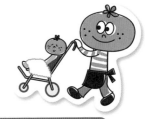

甘夏さん

## 近所の方に、家庭の状況を知っておいてもらうことが安心につながる

こちらから特別にあいさつまわりをしたわけではないですが、ご近所さんには、顔を合わせたときに、うちには障害のある子がいるということをお伝えしたうえで、「地震や火事などの災害が起こったとき、もしかしたら何かお手伝いいただくことがあるかもしれませんが、よろしくお願いします」と、軽くお願いはしてあります。災害のときは助けを呼ぶにも時間がかかるでしょうし、何より近所の方に状況を知っていてもらえたほうが安心だと思います。

バレンシアさん

> **防災の冊子を参考に、緊急用の袋を用意している**
>
> 子どものケア用品や食品、キャンプ用のコンパクトなガスバーナーやコッヘル、その他は東京防災\*の本に沿って用意して、緊急用の袋に入れています。とにかく量が多いので、火災や家の倒壊に備えて、物品はスーツケースに入れて、すぐに外に出られるようにしたいと思っています。

## 『東京防災』って何？

　『東京防災』とは、東京都が作った防災のための冊子で、災害に対する備えや災害時の対処法などの情報が書かれています。都内の各家庭に配布されましたが、全国で購入希望者が殺到したため、現在は書店でも販売されており、電子書籍版は各電子書店で、無料で配信されています。

（販売店舗については、東京都防災ホームページ参照
https://www.bousai.metro.tokyo.lg.jp/1002147/）

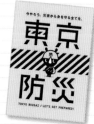

■書籍情報：
価格：130円（＋税）
339ページ

## ヘルプマーク・ヘルプカードを活用しよう

ヘルプマーク

【ヘルプマーク】　ヘルプマークは外見からわかりにくくても援助や配慮が必要な人が身につけるマークです。全国でも自治体の窓口などで配布されています。お住まいの自治体のホームページ等でご確認ください。

　このマークを身につけるだけでなく、お子さんの簡単なケアマニュアルも一緒に用意しておくと、災害時だけでなく、保護者の急病やケガなどのときにも役立ちます。

【ヘルプカード】　緊急連絡先や必要な支援内容などが記載された「ヘルプカード」は、障害のある方などが災害時や日常生活の中で困ったときに、周囲に自己の障害への理解や支援を求めるためのものです。

　自治体によりヘルプカードのほか、SOSカードや防災手帳等、地域の実情に応じたさまざまなカードや手帳等が作成されています。

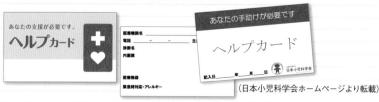

（日本小児科学会ホームページより転載）

専門職から

### お出かけセットがあると避難しやすい

日ごろから外出をよくしているお子さんの場合は、すぐ医療物品などが持ち出せるようになっているお宅ともいえます。過去の大きな地震の際は、お出かけセットのあるおうちのお子さんは、すぐ逃げ出すことができたそうです。レスパイトのセットをあえて片付けないのも1つの手です。

訪問医

### 対応マニュアルを作成し、子どもの持ち物に入れておく

災害時や緊急時は、お子さんを日常的に介護している人がそばにいない場合もあります。そのとき役立つのが、お子さんの介護に必要な情報をまとめた「対応マニュアル」です。先の救急医療情報キットも同じようなものですが、たとえば、以下のような情報を記しておくとよいと思います。対応マニュアルは、バッグなど子どもが常に持ち歩くものに入れておくようにしましょう。
人工呼吸器装着をしているお子さんには、災害時個別支援計画を作成します。それが、すべてのお子さんで作成できるようになるとよいです。

訪問看護師

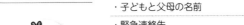

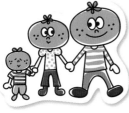

- 子どもと父母の名前
- 緊急連絡先
- 子どもの病名と状態
  （見える、聴こえる、話せる、動ける、排泄、食事状況 etc）
- かかりつけ病院（主治医）の名前、カルテ番号
- 投薬内容（薬剤名・量など）
- 介護、介助内容（注意事項も含めて）
- 呼吸器など医療機器の電池がどれくらいもつか

**8**

♥

安全に暮らすための工夫 Q&A

### その他、こんなことをしている人もいます！

- 自宅が被災したときのために、実家にも医療物品を保管しています。
- バギーが使えないときのための担架を用意しています（障害児用のだっこ帯もあります）。
- 自治体に、家具の転倒防止を無料でやってくれる制度があったので、食器棚やテレビ台などを固定してもらいました。
- ミルクや注入に必要な水の確保のためウォーターサーバーを導入。
- ラジオ単体、懐中電灯（ランタン式が便利）を用意。
- 市区町村の防災メールの登録と避難所の確認。
- ハザードマップの確認と、災害用伝言ダイヤル（171）の練習をする。
- きょうだいのお迎えのシミュレーションを行う
- 訪問看護ステーションとの連絡手段を確認しておく。

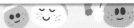

## 緊急時にケアをお願いしたいときはどう対応しましたか？

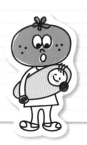

**Point 1** 緊急事態が起こったときを想定して、対応を考えておく

**Point 2** まずは、訪問看護師さんに調整をお願いする。難しい場合は、その時々で最善の対応を考える

\ ご家族から /

はっさくさん

### ショートステイ先を多く持ち、定期的に利用するようにしている

一番困ったのは、下の子が保育園で呼吸困難を起こして救命救急センターに救急搬送されたときです。このときは夫が救命救急センターに駆け付けましたが、私は医療的ケアが必要な上の子を長時間お願いできる人がいなかったので行けませんでした。

お世話になっている訪問看護ステーションにお願いして、搬送翌日に病棟まで見舞いに行くことはできましたが、搬送当日は上の子と家で留守番して、ひたすら夫からの連絡を待っていました。結局1週間程度の入院で済みましたが、一時は肝を冷やしました。両親そろって駆けつけてあげたかったです。このときほど切実に、緊急事態に上の子とお留守番してくれる人が欲しかったことはありません。

この経験を踏まえて、子どもを預かってもらえる先（ショートステイ先）を多く持ち、定期的に利用するように心がけるようになりました。

バレンシアさん

### もしも……のときの対応策を決めている

わが家は母子家庭なので、緊急時は私の体調不良で一歩も動けないという状態も想定して対応するように考えています。もしものときは、主治医のいる病院で預かってもらえることになっています。緊急性が高い場合は、救急車を2台呼び、1台は子ども、もう1台は私という流れで主治医のいる病院に搬送されます。こうならないのがベストですが、もしものときの対応策を決めていると安心です。

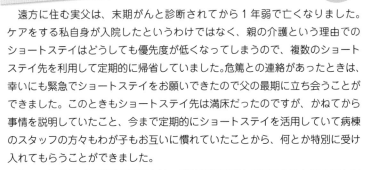

**救急相談センターに電話で相談した**

レモンさん

事前に決まった予定であれば、訪問看護師さんが対応してくれます。しかし、緊急に外出する予定ができた場合に困ったことが2度ありました。

1度目は、第2子を妊娠中に出血してすぐに病院へ行かなければならず、訪問看護師さんにお願いしました。少し待ちましたが、いつもより時間を長くしてくれて病院へ行くことができました。

2度目は下の子が生まれ、離乳食を開始した際に食物アレルギーが出ました。すぐに病院に行くかどうかを悩み、東京都消防庁救急相談センター※に電話をして相談しました。このときは、訪問看護ステーションでの対応が難しいとのことだったので、たまたま来ていた祖母に下の子を病院へ連れて行ってもらいました。祖母がいなかったら、救急車を呼んで下の子のみ救急搬送してもらったと思います。

※急なケガや病気の場合、救急車を呼ぶべきか、今すぐ病院に行くべきか迷った際の相談窓口。都道府県によって似たような相談窓口があります。

## 子どもを守るためだけでなく、親自身の生活も守るために

はっさくさん

　遠方に住む実父は、末期がんと診断されてから1年弱で亡くなりました。ケアをする私自身が入院したというわけではなく、親の介護という理由でのショートステイはどうしても優先度が低くなってしまうので、複数のショートステイ先を利用して定期的に帰省していました。危篤との連絡があったときは、幸いにも緊急でショートステイをお願いできたので父の最期に立ち会うことができました。このときもショートステイ先は満床だったのですが、かねてから事情を説明していたこと、今まで定期的にショートステイを活用していて病棟のスタッフの方々もわが子もお互いに慣れていたことから、何とか特別に受け入れてもらうことができました。

　ショートステイを利用することは、緊急時に子どもを守るためということ以外に、ケアをする親自身の生活を守るためにも必要だと思います。わが子はもちろんかけがえのない大事な存在ですが、ケアをする親にも大切な存在やいろいろな事情があります。子どもとケアをする親、どちらかを犠牲にすることなくお互いが無理なく暮らせる、そのような暮らしを支えてくれる仕組みが整っていくことを期待します。

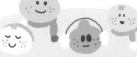

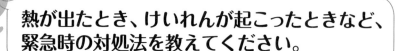

熱が出たとき、けいれんが起こったときなど、
緊急時の対処法を教えてください。

Answer

### Dr.オレンジから

　　体調不良時や緊急時に家族はどのように対応するのか、どこに連絡をするのかを、事前に確認しておきましょう。かかりつけ病院、訪問診療所、訪問看護ステーションなどの連絡先、休日や夜間の連絡先も合わせて一覧にしたものを、部屋のわかりやすいところに貼っておきます。お母さん、お父さん以外のご家族、訪問看護師さんなどが留守番をするときにも、連絡先一覧表があると、スムーズに連絡できます。

### 体調不良が起こる場面例

#### 環境の変化

　　1年中ほぼ同じ環境が保たれている病院と異なり、ご自宅は、時期や天候などによって室温や湿度などが変化しやすい状況です。暑くなってくると熱がこもりやすくなったり、冬には、気温低下や乾燥で痰が硬くなるお子さんが多いです。お子さんたちが体調を崩しやすい季節の変わり目を、どのように過ごすのか、訪問看護師さんに相談するのがよいでしょう。

#### 風邪をひいたとき、熱があるとき

　　訪問看護師さんや病院や訪問診療所に連絡をして、受診をするのか、手持ちの薬でしのぐのか、臨時往診に来てもらうかを相談しましょう。そのときに、新型コロナウイルス感染症、インフルエンザや胃腸炎など、周りで流行している病気があれば伝えましょう。呼吸状態が悪いとき、水分が取れないとき、ぐったりしているときは、早めの対応が必要です。

#### けいれん発作時

　　けいれん発作のあるお子さんでは、様子を見てよいレベル、担当医に相談するレベル、救急車を呼ぶレベルを事前に確認しておきます。また、手持ちの薬を使う目安、酸素を持っている場合は、酸素を増量するのかどうかなど、発作

時の対応方法を確認しておきましょう。ガクガクするけいれん、つっぱるけいれんなどいろいろなタイプがあります。けいれんかどうか、よくわからないけれど気になる動きがあるときには、携帯電話などで動画を撮っておいて、担当医に見てもらいましょう。

### 呼吸状態の悪化

　顔色が悪い、呼吸がつらそうというときには、早めの対応が必要です。緊急事態には、迷わず救急車を呼びましょう。

### 気管カニューレ抜去

　緊急事態です。素早く再挿入する必要があります。ご家族は、抜去してしまったときのことを考えて、入院中に、挿入する練習を何度かしておきましょう。留守番をしてもらう予定のある人は、再挿入の練習をする必要があります。外出中に抜けることもあるので、再挿入するための物品を持ち歩きましょう。

### 経鼻栄養チューブ抜去

　注入中の抜去の場合、嘔吐したり、ミルクが肺に入ってしまっていないかが心配です。呼吸状態が悪いようなら、早めに看護師や医師に相談してください。ED チューブの抜去時は、受診が必要です。

### 胃ろうボタン・チューブの抜去

　抜去されてから時間が経つと胃ろうの穴が小さくなって、再挿入しにくくなってしまいます。抜去してしまったときの対応を担当医と相談しておきましょう。

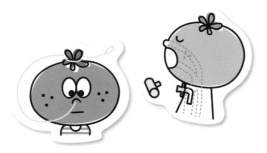

救急車を呼ぶほどの緊急事態でないときには、なるべく自家用車や福祉タクシーを利用しましょう。受診時の移動手段についても、担当医や救急医と相談しましょう。

## 救急車に乗るときのポイント

救急車は呼ぶと自宅に来てくれます。お子さんはストレッチャーに乗せての移動になります。救急車内には、お子さんに合う物品がないことが考えられるので、普段使っている吸引チューブ、吸引器、呼吸器、オムツ、モニターなど必要なものは、救急隊員と相談して持って行きましょう。普段から、緊急時に何を持っていくか考えておいたり、必要物品をまとめておくとよいでしょう。

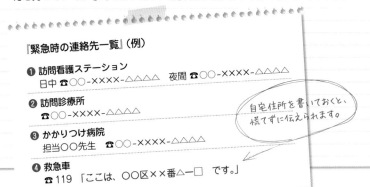

『緊急時の連絡先一覧』（例）

❶ 訪問看護ステーション
　日中 ☎○○-××××-△△△△　　夜間 ☎○○-××××-△△△△

❷ 訪問診療所
　☎○○-××××-△△△△

❸ かかりつけ病院
　担当○○先生　☎○○-××××-△△△△

❹ 救急車
　☎119「ここは、○○区××番△−□　です。」

自宅住所を書いておくと、慌てずに伝えられます。

## 専門職から

訪問看護師

### 緊急時の対応方法を医師に確認しておき、見やすい場所においておく

緊急時の対応方法については事前に医師に確認しておきます。また、緊急の対応方法などをまとめて、見やすい場所においておくとよいと思います。受診の要否について主治医に電話相談します（どのような症状が、いつから見られているか。その間に何か処置をしたかなど）。緊急時は、ちゅうちょせず救急車を要請しましょう。救急車要請の際は、慌てないように、下記のような例文を用意されている方もいらっしゃいます。

| 名前 | 年齢 | 性別 |
| --- | --- | --- |
| 主病名 | | |
| 主治医 | | |
| 現在の医療的ケア状況（呼吸器・酸素など） | | |

★どのような症状が、いつからあり、その間、何か処置をしたか。主治医への連絡の有無など

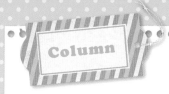

すだちさん
パパの気持ち

# 私たちは
# 孤独ではありません

　娘は「希少性遺伝子疾患」という、少なくとも日本では初めて確認された病気を抱えています。現在、3歳半になって、ようやく診断名がはっきりしました。医療的なケアはありませんが、身体・知能はかなり遅れた発達レベルとなっています。

　発達障害児を抱えての家族への影響は、「時間」と「感情」のコントロールでしょう。子ども用の茶碗4分の1程度のおかゆを食べさせるのに1時間、ときどき突然訪れる「（最大）36時間の不眠現象（ほぼ泣き通し）」など、自営業である私、および在宅勤務の妻の「時間」が容赦なく消滅していきます。さらに現実の連続から生じる将来への「悲観」と、未来の遺伝子治療を信じたい「楽観」の間で揺れ動く「感情」の起伏。

　これを乗り越えるためには、徹底した夫婦の協力体制が不可避です。日常では、お互いの仕事のスケジュールを確認した上で、3度の夫婦の食事を含む炊事全般を私が、そのほかの家事や娘の世話全般は妻が、基本的には担当して、限られた「時間」を管理しています。また娘の病院やイベントなどは、できるだけ仕事の調整をつけて家族全員で行動するようにしています。日々の出来事に関わる「感情」の共有をなるべく夫婦でもつことで、いたずらに悲観することを回避できるからです。

　障害のある子どもをもった親としての、最初の偽らざる気持ちは、「なぜ、うちの子が？」ということでした。しかし、今は娘のおかげで日々の「小さな変化」に喜びを感じ、また「同じ立場」の方々の気持ちもよく理解できるようになったことで、人間として成長させていただいている、と感謝しています。さらに娘が関係する「遺伝子治療」に深い関心を持ち、今後、娘の治療に成果が出るようであれば、治療例として積極的に協力したいという社会貢献意識も強まりました。

　私たちは孤独ではありません。父親は何が起こっても最後には家族にこう言い切りましょう。「一緒にいることが幸せだよ」と。

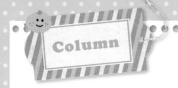

## Column

# 医療的ケア児が対象となる<br>東京都の災害対策について

### 東京都の取り組み

　毎年全国各地で発生する災害のニュースを見て、災害時にどのように対応したらいいのか不安を抱えているご家族もいらっしゃるかと思います。特に、自宅で人工呼吸器を使用しているお子さんにとって、地震などの災害に伴う停電は、命に直結する大きな問題です。いざ災害が起きたときに慌てないため、日頃から準備を行うことは、お子さんを守るためにとても大切です。

　東京都では、災害時に特に支援が必要になる、在宅人工呼吸器使用者について、区市町村が「災害時個別支援計画」を作成する取り組みを支援するため、「東京都在宅人工呼吸器使用者災害時支援指針」を策定しています。

　この指針は、区市町村等の関係機関および関係者が、災害時に在宅人工呼吸器使用者を適切に支援できるよう、平常時からの準備や発災時の支援方法について示したものです。この中には、災害時における人工呼吸器の作動確認と対応の流れや、災害用備蓄リスト、停電時に備えた電源確保の準備、地震のときの対応、風水害からの避難方法や避難するタイミングなど、災害に応じた対応について記入できる、災害時個別支援計画の様式例も入っています。

　この災害時個別支援計画を、お子さん・ご家族・関係者（行政職員や訪問看護ステーション、相談支援員等）みんなで作成することで、お子さんに合った対応方法をあらかじめ確認し備えておくことができます。計画の作成は、災害対策の第一歩であり、お住まいの区市町村の「在宅人工呼吸器使用者災害時支援窓口」にご相談ください。

　また、在宅人工呼吸器使用者に対して、停電時等に必要な物品を無償貸与または給付する区市町村を、東京都は支援しています。近年増加する風水害等の災害時において、屋内で安心安全に療養を継続していただくために、都が支援する対象物品として、自家発電装置・吸引器・無停電電源装置の他に、「蓄電池」を新たに対象に加えました。まずは、お住いの区市町村において制度化されているか、ご確認ください。

## 防災に関する書籍やアプリ

　そのほか、東京都では、災害に対する事前の備えや発災時の対処法など、いざというときにも役立つ情報をわかりやすくまとめた『東京防災』（→ p188）、日常生活の中で取り組める防災対策や、避難所における授乳や防犯対策などの被災生活のさまざまな課題への対処法を掲載した『東京くらし防災』を発行しております。また、これらを収録し、「あそぶ」「まなぶ」「つかう」をコンセプトに、楽しみながら防災の基礎知識を得られるなど、災害時に役立つコンテンツが搭載された『東京都防災アプリ』を配信しています。

　さらに、東京消防庁が実施した近年の地震被害調査で、負傷者の3〜5割の方々が、屋内における家具類の転倒・落下・移動によって負傷したことがわかっています。東京消防庁のホームページに『家具類の転倒・落下・移動防止対策ハンドブック』を掲載していますので、ぜひご覧ください。

　これらも参照いただきながら、災害に備えて、日頃からの準備をお願いします。

『東京都防災アプリ』のダウンロードはこちら

東京防災公式キャラクター
「防サイくん」

QRコード

Android　　iOS

東京都福祉保健局

［ 東京都以外の取り組み ］

ほかにもある！
## 災害時に活用できるコンテンツ

　災害が発生したときに、スマホやタブレットが手元にない、すぐに見られない状態も起こり得ると思います。災害時の在宅医療という点で、プリントアウトして日頃から目に入るところに貼っておけるPDFがダウンロードできるホームページがありますので、紹介いたします。

　在宅医療の災害発生時の情報として、日本語版以外にも、英語、スペイン語、中国語、韓国語の言語版もありますので、活用いただければと思います。

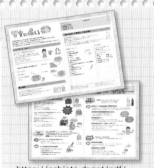

https://oshiete-dr.net/pdf/
2020bousai_zaitakuiryo.pdf
（一般社団法人佐久医師会
教えて！ドクター　配布フライヤー・
冊子 PDFより：防災（在宅医療））

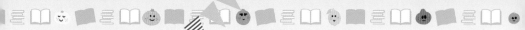

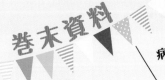

\ 病気をもつ
子どもに読んであげたい！ /
＆

## 家族・きょうだいにおすすめBOOK

子どもに読んであげたい！

**おすすめの年齢**
**0〜3歳くらい**

**音**の繰り返しがあり、リズミカルな言葉の本が適しています。絵の色や形がはっきりしているのも選ぶポイントです。乳児は視点が定まる距離が 30 〜 40cm と近いため、あまり大型本は向きません。声が出たり、瞬きをしたり、文節で息をするなど反応が出たら、「楽しいのね」とか「そうなの」など声をかけてコミュニケーションをとりましょう。

例）『じゃあじゃあびりびり』『どどどどど』『ころころころ』など

**絵**本を読んでもらう習慣がある子は、かなり物語を楽しめるようになってきます。特に座位を保てる子は視界が広くなり、大型本も楽しめます。好みもはっきりしてくるので、2、3冊を見せて「どれがいい？」と本人に選んでもらうのがポイントです。瞬きや動きなどで、反応を示した本を選びます。ベッドに寝ている場合は、しかけ絵本も立体的で楽しめます。

例）『お月さまってどんなあじ？』『へんしんトンネル』『あかまるちゃん』など

**おすすめの年齢**
**3〜6歳くらい**

**おすすめの年齢**
**学童前期**

**学**校や訪問教育で社会性が育ち、興味の範囲もぐんと広がってきます。たとえ言語コミュニケーションをとれない場合でも、確実に発達しているので、あまりに赤ちゃん扱いの本はよくありません。決まった時間（夕食後や夜寝る前など）に、きょうだいと一緒に本を読んでもらうことは、きょうだいにとっても幸福でうれしいことでしょう。一緒に図書館に行って本を選んでもいいですね。公共図書館に蔵書として入れてほしい本をリクエストするのもよいでしょう。

例）『14ひきのシリーズ』『エルマーと16ぴきのりゅう』など

## 時期・ケース別
# 保護者(きょうだい)におすすめの本

**A** 最初に向き合う：わが子の障害と向き合う時期（告知・受傷など）

絵本『ぼくは海くんちのテーブル』
『西原海　いのちのメッセージ』『ふたたび楽しく生きていくためのメッセージ』

　わが子が治療や手術を受け、医師からは厳しい状況説明を受けると、気持ちが混乱し悲嘆や怒り、絶望を感じ危機的状況となります。そんなときこそ、心を支える本が役に立ちます。ノンフィクションの物語や「ふたたび楽しく」というキーワードが気持ちを支えてくれます。

**B** 入院治療中：障害を受け入れ始める時期

『眼で見る小児のリハビリテーション』『黒岩恭子の口腔リハビリ＆口腔ケア』

　専門的な医療ケアについて知ると同時に、よりよい生活（QOL）のための情報に目が向くようになります。医師だけでなく、栄養士、理学療法士など多職種が関わるため、口腔マッサージや摂食リハビリ、車いすやバギーなど多角的な情報が必要です。退院が近くなるとうれしい反面、不安を感じるかもしれません。退院後の生活をイメージできる具体的な情報の本も必要になってきます。

**C** 退院後：在宅で暮らし始める時期

『パクパクっ子のための生活便利帳』『障がいの重い子のための「ふれあい体操」』
『障がいのある子の力を生かすスイッチ製作とおもちゃの改造入門』

　医療ケアは保護者が担うため、毎日の生活で精一杯になるのも無理ありません。ですが、訪問看護や訪問リハビリ・訪問教育などを取り入れ、ケアだけでなく発達や教育にも配慮できるよう手助けが必要です。ピアサポートなどネットワークが情報収集にも有効です。

**D** きょうだいと一緒に

『「よい子」じゃなくていいんだよ』『わたしのおとうと、へん…かなあ』『二日月』

　家族の一員としてがんばっているのはきょうだいも同じです。どうしても我慢してもらうことが多い彼らのことは気がかりですよね。気持ちを知って向き合うために、これらの本が役立ちます。

**E** あなたの健康にも目を向けて

『「だから自分はダメなんだ」と決めつけない』『自分を好きになる本』

　ずっとがんばり続けるって、つらいですよね。身体だけでなく、メンタルも擦り切れてしまわないよう、ご自身もケアしてください。

# 小児在宅ケアBOOKリスト

| 時期・ケース別 | 書　名 | 出版社 | 出版年 | 本体価格 |
|---|---|---|---|---|
| A | **ふたたび楽しく生きていくためのメッセージ 改定増補版**<br>事故や病気による中途障害児の記録。神奈川リハビリテーションセンターの患者会。タイトルがいい！ | クリエイツかもがわ | 2010 | ¥1,700 |
| A | **スマイル　生まれてきてくれてありがとう**<br>重い障害があっても在宅で暮らすノンフィクション | クリエイツかもがわ | 2016 | ¥1,600 |
| A | **ぼくは海くんちのテーブル**<br>事故により重い障害を負った2歳の海くんの実話をもとに書かれた絵本 | 新日本出版社 | 2002 | ¥1,500 |
| A | **西原海　いのちのメッセージ**<br>1989年に生まれた海くんは23歳（2012年当時）、写真と母、由美さんのエッセーで綴る23年間 | 全障研出版部 | 2012 | ¥1,700 |
| B | **在宅医療が必要な子どものためのケアテキスト Q&A**<br>かわいいイラストと具体的アドバイスでわかりやすい。退院時におすすめ！ | メディカ出版 | 2017 | ¥4,000 |
| B | **バクバクっ子の為の退院支援ハンドブック**<br>生活に密着した情報満載、改訂版。ただし書店経由では入手できないため、会に直接申し込む | 人工呼吸器をつけた子の親の会（現：バクバクの会〜人工呼吸器とともに生きる〜） | 2014 | ¥3,000 |
| BC | **ダウン症の子どもの摂食嚥下リハビリテーション**<br>障害との向き合い方や食べる楽しみについて | 医歯薬出版 | 2021 | ¥5,400 |
| BC | **おかあさんのレシピから学ぶ 医療的ケア児のミキサー食**<br>胃ろうの食事を楽しむために | 南山堂 | 2018 | ¥1,800 |
| BC | **障害のある人たちの口腔のケア 改訂版**<br>口腔ケアのしかた、トラブル対処、障害別の注意点など | クリエイツかもがわ | 2020 | ¥1,400 |
| BC | **はじめての在宅小児リハビリテーション 訪問だからできる発達支援、生活支援**<br>訪問リハはどんなことをしてもらえるのか。就学、卒業などライフステージ事の関わりや療育について | 三輪書店 | 2020 | ¥2,500 |
| BC | **医療的ケア児・者 在宅医療マニュアル**<br>医療者向きだが、具体的指示がわかりやすい。実技動画つき | 南山堂 | 2020 | ¥3,200 |
| BC | **重症心身障害児のトータルケア 改訂第2版**<br>医療者向けに全般的な記述となっている | へるす出版 | 2017 | ¥4,800 |
| BC | **新訂版 写真でわかる重症心身障害児（者）の ケア アドバンス〔Web動画付〕**<br>自宅でのケアに加え生活を広げる外出の工夫もある。写真が多く具体的 | インターメディカ | 2020 | ¥4,200 |
| BC | **実践に基づく重症心身障害児者の理学療法ハンドブック**<br>理学療法士向けだが、きょうだい支援、遊び、発達など多岐にわたる | ともあ | 2021 | ¥4,500 |
| C | **小児リハビリテーション（雑誌）**<br>障害のある子の生活・リハビリ支援専門誌。2022年6月現在、vol.12 | ともあ | 2017〜 | 1冊<br>¥2,500 |

| 時期・ケース別 | 書　名 | 出版社 | 出版年 | 本体価格 |
|---|---|---|---|---|
| c | **はじめよう！ おうちでできる子どものリハビリテーション＆やさしいケア**<br>小さく生まれた子どもや重い障害のある子どもの育ちと暮らしを支援する | 三輪書店 | 2019 | ¥4,800 |
| c | **バクバクっ子の為の生活便利帳 第5改訂版**<br>生活に密着した情報満載、改訂版。ただし書店経由では入手できないため、会に直接申し込む。2018年にプチ改訂された第5a改訂版が出ている | 人工呼吸器をつけた子の親の会(現:バクバクの会〜人工呼吸器とともに生きる〜) | 2014 | ¥4,000 |
| c | **バクバクっ子のための防災ハンドブック**<br>生活に密着した情報満載、改訂版。ただし書店経由では入手できないため、会に直接申し込む。2017年に「人工呼吸器使用者のための防災ハンドブック 改訂版」(¥2,800)が出ている | 人工呼吸器をつけた子の親の会(現:バクバクの会〜人工呼吸器とともに生きる〜) | 2010 | ¥2,000 |
| c | **こうすればうまくいく！ 医療的配慮の必要な子どもの保育**<br>義務教育でないため保育園・こども園の入園は断られるケースがある。保育者向けに書かれた画期的書 | 中央法規 | 2017 | ¥1,800 |
| c | **肢体不自由の子どものための生活単元学習 そのまま実践できる！ ビジュアル学習指導案**<br>特別支援教育における、生き生きと学べる生活単元学習 | 明治図書 | 2016 | ¥2,360 |
| c | **かゆいところに手が届く 重度重複障害児教育**<br>個々の特性に応じた姿勢や医療的ケア・コミュニケーションの実践方法 | ジアース教育新社 | 2022 | ¥2,300 |
| c | **標準「病弱児の教育」テキスト【改訂版】**<br>通常学級に在籍する病弱児への配慮事項が加筆された | ジアース教育新社 | 2022 | ¥2,000 |
| c | **訪問看護師のための在宅感染予防テキスト オールカラー改訂2版**<br>パンデミック後、感染予防は大きな課題 | メディカ出版 | 2020 | ¥3,600 |
| c | **まんがと図解でわかる障害のある子の将来のお金と生活**<br>「親なきあと」相談室主宰　渡部伸著 | 自由国民社 | 2020 | ¥1,500 |
| c | **一生涯にわたる安心を！ 障害のある子が受けられる支援のすべて**<br>さまざまなサポート情報を知る | ナツメ社 | 2021 | ¥1,600 |
| c | **障害者家族の老いる権利**<br>切実な障害者家族の高齢期、家族から社会へのケアの移行について | 全障研出版部 | 2021 | ¥1,800 |
| c | **島田療育センター 重症心身障害児者の療育＆日中活動マニュアル**<br>生活支援・個別支援に加え、豊かな暮らしを作り出す工夫 | 日総研 | 2019 | ¥4,100 |
| c | **障害の重い子どもの知覚 ― 運動学習**<br>ふれあいたいそうでさまざまな感覚(触覚・聴覚・筋肉運動感覚)に働きかける。音楽CDつき | ジアース教育新社 | 2014 | ¥2,300 |
| c | **【改定版】障がいのある子の力を生かすスイッチ製作とおもちゃの改造入門**<br>おもちゃやPCを操作するためのスイッチの工夫満載で目からウロコ | 明治図書 | 2014 | ¥2,200 |
| c | **マジカルトイボックスの教材＆アイデア100連発**<br>遊び、音楽、学習からタブレット端末まで工夫で世界が広がる | エンパワメント研究所 | 2013 | ¥1,500 |
| c | **新しい時代の特別支援教育における支援技術活用とICTの利用**<br>自立とは依存先を増やすこと。スイッチの工夫や機器の選び方など | ジアース教育新社 | 2022 | ¥1,800 |

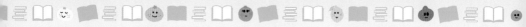

| 時期・ケース別 | 書名 | 出版社 | 出版年 | 本体価格 |
|---|---|---|---|---|
| C | **みんな言葉を持っていた ― 障害の重い人たちの心の世界**<br>たとえ話せなくても言語発達していて、ICT コミュニケーションにより豊かな世界をもっていることがわかる。2018 年に新版が出ている | オクムラ書店 | 2012 | ¥2,400 |
| C | **富田分類から学ぶ<br>障害の重い子どもへのコミュニケーション支援**<br>コミュニケーション能力に特化した富田分類を活用して、評価し適切な支援を探る | 学苑社 | 2022 | ¥2,000 |
| C | **障害児・者のいのちを守る　安全・安心な場を創ろう**<br>特別支援学校における防災。3.11 事例あり | ジアース教育新社 | 2012 | ¥1,200 |
| C | **重症児者の防災ハンドブック　増補版**<br>3.11 を生き抜いた重い障害のある子どもたち。災害時の備えと防災マニュアル | クリエイツかもがわ | 2015 | ¥2,200 |
| C | **障がいのある人の性　支援ガイドブック**<br>見て見ぬふりや目先の対処で終わらせない | 中央法規 | 2017 | ¥2,500 |
| C | **障害のある人のための社会生活プログラム・マニュアル**<br>生活の基礎からライフステージの充実まで、今の自分を知って学習し実践するプログラム | 中央法規 | 2020 | ¥3,500 |
| D | **ぼくのおとうとは機械の鼻**<br>障害のある弟をもつおにいちゃんの複雑なきもちを温かく描く絵本 | みんなのことば舎 | 2017 | ¥1,111 |
| D | **重症児のきょうだい ねぇ、聞いて…私たちの声**<br>我慢することの多いきょうだいの心に寄り添う本 | クリエイツかもがわ | 2010 | ¥1,800 |
| D | **二日月**<br>障害を持つ妹が生まれた 4 年生の杏が主人公。きょうだいの気持ちを描く児童書。2016 年の小学校中学年課題図書 | そうえん社 | 2015 | ¥1,300 |
| E | **「だから自分はダメなんだ」と決めつけない**<br>こころを軽くする切り替え上手になろう。著者の大野裕先生は認知療法の第一人者 | 大和書房 | 2009 | ¥1,300 |
| E | **どうしてなくの？**<br>美しい装丁と心にしみる文でなみだを語る絵本。あなたの癒しに | 偕成社 | 2020 | ¥1,800 |

# 参考文献

1） 渡辺とよ子
　　"NICU からの退院支援". 実践 !! 小児在宅医療ナビ：
　　地域で支える　みんなで支える. 前田浩利編. 南山堂, 2013, 46-59.

2） 田原麻由
　　在宅での予防接種. 在宅新療. 1 (6), 524-30.

3） 仁志田 博司
　　"出生前診断のもたらす倫理的問題". 出生と死をめぐる生命倫理. 医学書院, 2015, 77-104.

4） 増田夏実
　　小児在宅における気管切開の管理. 在宅新療. 1 (6), 538-41.

5） 戸谷　剛
　　"気管カニューレにはどんな種類がある？ どう使い分ける？"
　　NICU から始める退院調整 & 在宅ケアガイドブック.
　　Neonatal Care 2013 秋季増刊, メディカ出版, 2013, 118-27.

6） 月森久江
　　発達障害がある子どもの進路選択ハンドブック. 講談社, 2010, 102p.

7） 文部科学省初等中等教育局特別支援教育課.
　　障害のある子供の教育支援の手引：
　　〜子供たち一人一人の教育的ニーズを踏まえた学びの充実に向けて〜.
　　東京, ジアース教育新社, 2022, 480p.

8） 東京都の就学相談案内
　　https://www.kyoiku.metro.tokyo.lg.jp/consulting/window/special_needs_
　　consultation/education_01.html （2022-9-20)

9） 東京都における病院内教育
　　https://www.kyoiku.metro.tokyo.lg.jp/school/document/special_needs_education/
　　hospital_classroom.html （2022-9-20)

10） 文部科学省　特別支援教育
　　https://www.mext.go.jp/a_menu/01_m.htm （2022-9-20)

11） 文部科学省　資料 6. 副籍、支援籍、副学籍について
　　https://www.mext.go.jp/b_menu/shingi/chukyo/chukyo3/044/attach/1298212.htm
　　（2022-9-20)

# 索引

# 索引

改訂2版

病気をもつ子どもと家族のための
「おうちで暮らす」ガイドブックQ＆A
－「だいじょうぶ」が増える！医療的ケア児との
生活のヒント

2016年12月15日発行　第1版第1刷
2019年 1 月20日発行　第1版第3刷
2022年11月 1 日発行　第2版第1刷ⓒ

監　修　前田　浩利

編　著　特定非営利活動法人みかんぐみ
　　　　岡野　恵里香
　　　　杉並区立こども発達センター

発行者　長谷川　翔

発行所　株式会社メディカ出版
　　　　〒532-8588
　　　　大阪市淀川区宮原 3 － 4 － 30
　　　　ニッセイ新大阪ビル16F
　　　　https://www.medica.co.jp/

編集担当　二畠令子
編集協力　利根川智恵
装　　幀　北風慎子（marble）
イラスト　八十田美也子
印刷・製本　株式会社シナノ パブリッシング プレス

ISBN978-4-8404-7880-9　　Printed and bound in Japan

当社出版物に関する各種お問い合わせ先（受付時間：平日9：00～17：00）
●編集内容については、編集局 06-6398-5048
●ご注文・不良品（乱丁・落丁）については、お客様センター 0120-276-115